千日营养
起航健康

——母婴膳食搭配手册

中国营养学会妇幼营养分会　编著

人民卫生出版社

图书在版编目（CIP）数据

千日营养　起航健康：母婴膳食搭配手册/中国营养学会妇幼营养分会编著．—北京：人民卫生出版社，2017

ISBN 978-7-117-24529-6

Ⅰ.①千…　Ⅱ.①中…　Ⅲ.①产妇－膳食营养－手册②婴幼儿－膳食营养－手册　Ⅳ.①R153.1-62

中国版本图书馆 CIP 数据核字（2017）第 240629 号

人卫智网	www.ipmph.com	医学教育、学术、考试、健康，购书智慧智能综合服务平台
人卫官网	www.pmph.com	人卫官方资讯发布平台

千日营养　起航健康
——母婴膳食搭配手册

编　　著：中国营养学会妇幼营养分会
出版发行：人民卫生出版社（中继线 010-59780011）
地　　址：北京市朝阳区潘家园南里 19 号
邮　　编：100021
E - mail：pmph @ pmph.com
购书热线：010-59787592　010-59787584　010-65264830
印　　刷：北京盛通印刷股份有限公司
经　　销：新华书店
开　　本：710×1000　1/16　印张：13
字　　数：173 千字
版　　次：2017 年 11 月第 1 版　2017 年 11 月第 1 版第 1 次印刷
标准书号：ISBN 978-7-117-24529-6/R·24530
定　　价：55.00 元

打击盗版举报电话：010-59787491　E-mail：WQ @ pmph.com
（凡属印装质量问题请与本社市场营销中心联系退换）

编委会 /////////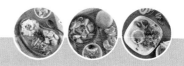

主　编　杨月欣　汪之顼　苏宜香

编　委　（按姓名拼音排序）

崔玉涛　胡　燕　赖建强　李光辉

毛丽梅　盛晓阳　孙要武　滕　越

童笑梅　徐　秀　徐铁群　杨年红

衣明纪　曾　果　张　琚　张彩霞

前言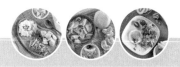

　　孕育一个健康的宝宝，并呵护他（她）健康成长，是每一个家庭的大事，也是全社会共同的愿望和努力的目标。科学养育是儿童茁壮成长的保障，合理营养是儿童身心健康的物质基础。近年来，生命早期阶段的营养日益受到关注，人们逐渐意识到，它不仅是儿童体格生长、智力发展和疾病抵抗力的重要基础，还对儿童终生健康具有深远意义，甚至会影响接下来几代人的健康。生命早期一千天的概念被用来描述这种重要性。所谓"生命早期一千天"，是指从妇女怀孕开始，一直到婴儿出生后2岁左右的这段时间，从天数上算大概在1000天。生命诞生之初的这千日，虽然与整个人生相比是一个比较短的时间段，但对健康的影响举足轻重。由此推而广之，我们可见，从一个妇女准备怀孕，到孕期，再到婴儿出生以后母乳喂养、辅食添加，再往后到宝宝学习吃饭，在这段不算短的时间里，从母亲膳食到婴幼儿喂养，都决定了孕育的条件和养育的状况。因此，我们提出"千日营养，起航健康"，希望再次强调孕妇、乳母膳食和婴幼儿喂养对儿童身心健康的重要性，这也是我们开展营养宣教工作的动力和方向。

　　中国营养学会于2016年5月颁布了《中国居民膳食指南（2016）》，其中的特定人群膳食指南就包括了备孕妇女膳食指南、孕期妇女膳食指南、哺乳期妇女膳食指南，以及6月龄内婴儿母乳喂养指南、7~24月龄婴幼儿喂养指南和学龄前儿童膳食指南等母婴人群膳食指南。这是关于孕母、乳母膳食和婴幼儿喂养的核心指导意见，但由于篇幅的限制，总体表现出言简意赅的特征。为了帮助大家更好地领会妇幼人群膳食指南的内涵，使大家能获得更具体、更直观的指导，我们编著了本书，试图用一日食谱和食物图片的方式，让膳食指南的建议"落地"，融入妈妈和宝宝的一餐或一日的膳食中。配合备孕妇女、孕妇、乳母和婴幼儿、学龄前儿童等人群膳食指南的基本原则，通过对生鲜食材选择和烹调制作方法的介绍，以图文并茂的形式，使营养知识的学习，不仅局限于"动口"，还可促使您"动手"。我们期待，无论是初为人父与人母，还是爱心备至的长辈，都能成为本书的读者。从关心孕产妇膳食和婴幼儿喂养开始，让母婴营养起航宝宝一生的健康，同时为全家人的健康保驾护航。

　　本书中靓丽的食物图片一定会给大家留下深刻印象，在此感谢达能生命早期营养公司在孕期膳食食物图片制作中给予的帮助，感谢北京活好软件公司（优膳有方）提供儿童膳食图片。

中国营养学会妇幼营养分会

2017 年 5 月

目录 /////////

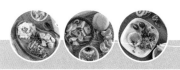

第一部分

备孕妇女膳食
搭配指导

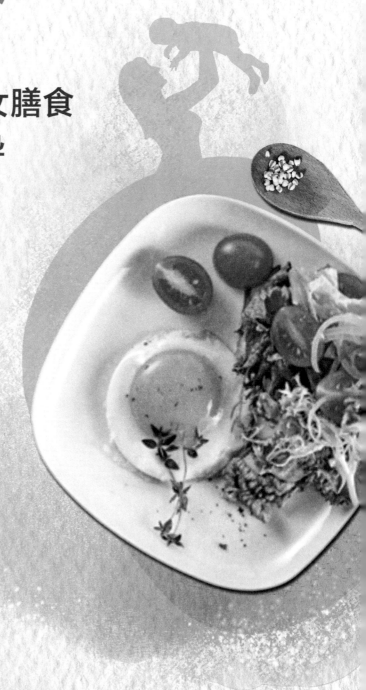

　　备孕是指育龄妇女有计划地怀孕，并为优孕做必要的前期准备，是优孕与优生优育的重要前提。备孕妇女的营养状况直接关系着孕育和哺育新生命的质量，并对妇女及其下一代的健康产生长期影响。为保证成功妊娠、提高生育质量、预防不良妊娠结局，夫妻双方都应做好充分的孕前准备。

　　健康的身体状况、合理膳食、均衡营养是孕育新生命必需的物质基础。准备怀孕的妇女应接受健康体检及膳食和生活方式指导，使健康与营养状况尽可能达到最佳后再怀孕。健康体检要特别关注感染性疾病（如牙周病）以及血红蛋白、血浆叶酸、尿碘等反映营养状况的指标的检测，目的是避免相关炎症及营养素缺乏对受孕成功和妊娠结局的不良影响。

　　备孕妇女膳食指南在一般人群膳食指南基础上特别补充以下3条内容：

- 调整孕前体重至适宜水平。
- 常吃含铁丰富的食物，选用碘盐，孕前3个月开始补充叶酸。
- 禁烟酒，保持健康生活方式。

 调整孕前体重水平

　　孕前体重与新生儿出生体重、婴儿死亡率及孕期并发症等不良妊娠结局有密切关系。低体重或肥胖的育龄妇女是发生不良妊娠结局的高危人群。备孕妇女宜通过平衡膳食和适量运动来调整体重，尽量将体重指数（BMI）控制在18.5~23.9的理想范围内，力争在最佳的生理状态下孕育新生命。

　　低体重（BMI<18.5）者可通过适当增加食物量和规律运动来增加体重，如每天适量增加奶类、主食和肉蛋类食物的摄入量，根据个人膳食情况，每天可有1~2次的加餐。

　　肥胖（BMI≥28.0）者应改变不良饮食习惯，减慢进食速度，避免过量进食，减少高能量、高脂肪、高糖食物的摄入，多选择血糖指数（glycemic index GI）低、富含膳食纤维、营养素密度高的食物。同时，应增加运动，推荐每天进行至少30分钟中等强度的运动。

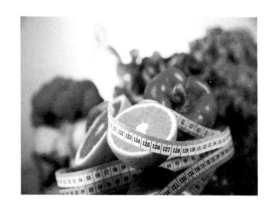

二、备孕期膳食营养补充

1. 多吃含铁丰富的食物，增加身体铁贮备

育龄妇女是铁缺乏和缺铁性贫血患病率较高的人群，怀孕前如果缺铁，可导致早产、胎儿生长受限、新生儿低出生体重以及妊娠期缺铁性贫血。因此，备孕妇女应经常摄入含铁丰富、铁利用率高的动物性食物，铁缺乏或缺铁性贫血者应纠正贫血后再怀孕。

动物血、肝脏及红肉中铁含量及铁的吸收率均较高，一日三餐中应该有瘦畜肉50~100g，每周食用1次动物血或畜禽肝肾25~50g。在摄入富含铁的畜肉或动物血和肝脏时，应同时摄入含维生素C较多的蔬菜和水果，可提高膳食铁的吸收与利用率。

含铁和维生素C丰富的菜肴举例

猪肝炒柿子椒：猪肝50g、柿子椒150g，含铁12.5mg、维生素C 118mg。

鸭血炒韭菜：鸭血50g、韭

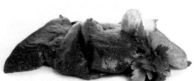

菜100g，含铁16.8mg、维生素C 24mg。

　　水煮羊肉片：羊肉50g、豌豆苗100g、油菜100g、辣椒25g，含铁7.6mg、维生素C 118mg。

　　红枣、桂圆常被大众作为补血佳品用来改善孕妇的贫血，其实，红枣的补铁作用不如动物肝脏、动物血，也不如猪、牛、羊、马等动物的瘦肉。不仅是红枣，包括大家通常认为含铁较高的菠菜、黑木耳、芝麻酱、海带、草莓等植物性食物，补铁效果都不如上述动物性食物。这是由于动物肝脏、动物血、红肉里的铁为血红素铁，吸收率较高；而红枣、桂圆、菠菜、黑木耳中的铁为非血红素铁，人体不能直接吸收，必须在胃酸、维生素C、有机酸等物质的作用下还原为二价铁后才能吸收，吸收率较低。总体上，植物性食物中铁的吸收率不如动物性食物中的铁，但是在植物性食物中，红枣中的铁含量和铁吸收率还是相对较高的。

2. 选用碘盐，吃含碘丰富的食物

　　碘是合成甲状腺激素不可缺少的微量元素，为避免孕期碘缺乏对胎儿智力和体格发育产生的不良影响，备孕妇女除选用碘盐外，还应每周摄入1次富含碘的海产品。

　　由于食物中普遍缺乏碘，选用加碘食盐可确保有规律的摄入碘。我国现行食盐强化碘量为25mg/kg，碘的烹调损失率为20%，按每日食盐摄入量6g计算，可摄入碘约120μg/d，达到成人推荐量。考虑到孕期对碘的需要增加、碘缺乏对胎儿的严重危害及孕早期妊娠反应对食物和碘摄入的影响，建议备孕妇女食用碘盐，且每日摄入量不超过6g。此外，每周再摄入1次富含碘的食物，如海带、紫菜、贻贝（淡菜），以增加一定量的碘储备。

含碘丰富菜肴举例

海带炖豆腐：鲜海带100g含碘114µg、豆腐200g含碘15.4µg。

紫菜蛋花汤：紫菜5g含碘216µg、鸡蛋25g含碘6.8µg。

贻贝（淡菜）炒洋葱：贻贝100g含碘346µg、洋葱100g含碘1.2µg。

加上每天由碘盐获得的120µg碘，选择上述菜肴可使每天的碘摄入量为250~470µg，既能满足备孕妇女碘需要，也在安全范围之内。

3. 至少孕前 3 个月开始补充叶酸

天然食物中的叶酸是结构复杂的多谷氨酸叶酸，进入体内后，它必须分解出小分子的单谷氨酸叶酸，才能被小肠吸收，生物利用率约为50%。由于对热、光和酸敏感，烹调加工的损失率可达 50%~90%。人工合成的叶酸补充剂为叶酸单体，稳定性好，可被肠道直接吸收，空腹服用的生物利用率为100%，与膳食混合后的生物利用率为85%，是天然食物叶酸的1.7 倍。因此，备孕妇女额外补充叶酸，是保证叶酸摄入达到理想水平的有效措施。

在我国，给计划怀孕的妇女和孕妇每天补充400µg叶酸，已成为重要的营养干预政策。

叶酸补充剂400µg/d是目前公认的预防胎儿神经管畸形的最低有效剂量，至少连续服用3个月是为了使体内的叶酸浓度达到平衡稳定的水平，备孕期间应该按此剂量长期服用叶酸，并持续至整个孕期。

 备孕期健康生活方式

良好的身体状况和营养贮备是成功孕育新生命最重要的条件，健康的生活方式、均衡的营养、有规律的运动和锻炼、充足的睡眠、愉悦的心情等，均有利于优孕优育，夫妻双方应共同为受孕进行充分的营养、身体和心理准备。应先纠正可能存在的营养缺乏和相关疾病，保持良好的卫生习惯和健康的生活方式。

1. 禁烟酒，讲卫生，规律作息

在准备怀孕前6个月，夫妻双方均应停止吸烟、饮酒，并远离吸烟环境。还应注意保持良好的卫生习惯，避免感染、炎症及接触有毒有害物质。保持规律作息，避免熬夜和过度劳累，保证充足睡眠，保持愉悦心情，准备孕育新生命。

2. 检查身体，纠正营养缺乏，治疗疾病

计划怀孕前，夫妻双方均应进行健康体检，及时发现可能存在的疾病或营养缺乏，遵循平衡膳食原则，纠正可能的营养缺乏，积极治疗相关疾病，避免带病怀孕。

四、中国备孕妇女平衡膳食宝塔

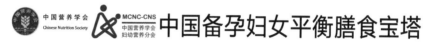

中国营养学会　Chinese Nutrition Society　MCNC-CNS 中国营养学会 妇幼营养分会　**中国备孕妇女平衡膳食宝塔**

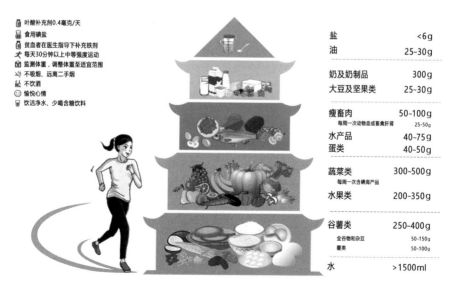

叶酸补充剂0.4毫克/天
食用碘盐
贫血者在医生指导下补充铁剂
每天30分钟以上中等强度运动
监测体重，调整体重至适宜范围
不吸烟、远离二手烟
不饮酒
愉悦心情
饮洁净水、少喝含糖饮料

盐	<6g
油	25~30g
奶及奶制品	300g
大豆及坚果类	25~30g
瘦畜肉	50~100g
每周一次动物血或畜禽肝脏	25~50g
水产品	40~75g
蛋类	40~50g
蔬菜类	300~500g
每周一次含碘海产品	
水果类	200~350g
谷薯类	250~400g
全谷物和杂豆	50~150g
薯类	50~100g
水	>1500ml

五、备孕期妇女一日食谱举例

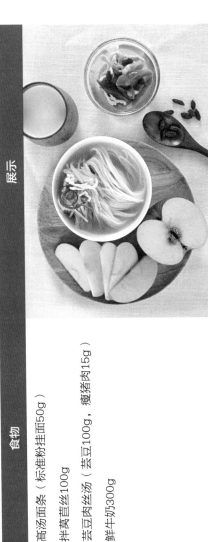
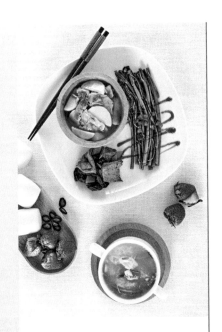

备孕妇女一日食谱1

餐次	食物	展示
早　餐	高汤面条（标准粉挂面50g）	
	拌莴苣丝100g	
	芸豆肉丝汤（芸豆100g，瘦猪肉15g）	
	鲜牛奶300g	
上午加餐	苹果150g	
中　餐	标准粉馒头100g	
	胡萝卜炒猪肝（胡萝卜50g，猪肝20g，干木耳10g）	
	肉片炖芋头（瘦猪肉25g，芋头50g）	
	素炒空心菜100g（微辣）	
	西红柿鸡蛋汤（西红柿50g，鸡蛋25g）	

续表

餐次	食物	展示
下午加餐	炒西瓜子25g 草莓50g	
晚　餐	二米饭（粳米75g，小米30g） 煎蒸带鱼50g 香干拌西芹（芹菜茎50g，豆腐干30g） 蒜蓉炒茼蒿（茼蒿100g，大蒜5g） 紫米粥（紫米30g）	

备注：每日烹调用油25g，碘盐6g

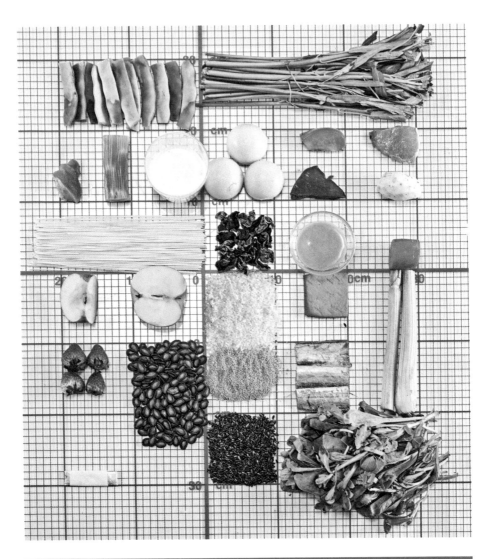

备孕妇女一日膳食所需全部生鲜食材展示（食谱1）

上述食谱提供的营养素如下：

能量：2034kcal	蛋白质：85g	脂肪：62g	碳水化合物：289g
维生素C：139mg	维生素A：2208μgRE	维生素E：24mg	维生素B₁：1.5mg
维生素B₂：1.8mg	烟酸：19.7mgNE	钙：943mg	镁：562mg
铁：40mg	硒：69μg	锌：16.7mg	铜：2.9mg
钾：3052mg	锰：8.6mg	钠：2465mg	磷：1605mg

备孕妇女一日食谱2

餐次	食物	展示
早餐	豆沙包（特一粉75g，赤小豆15g） 黄瓜丝拌干丝（黄瓜50g，豆腐丝25g） 大米绿豆粥（标一粳米25g，干绿豆5g）	
上午加餐	梨150g	

续表

餐次	食物	展示
中　餐	标准粉馒头150g 蘑菇炒鸡肉（鲜蘑菇100g，鸡胸脯肉25g） 豉蒸鲳鱼（鲳鱼100g，豆豉5g） 蒜蓉炒油菜（油菜100g，大蒜3g） 三丝汤（马铃薯10g，黄胡萝卜10g，猪瘦肉10g）	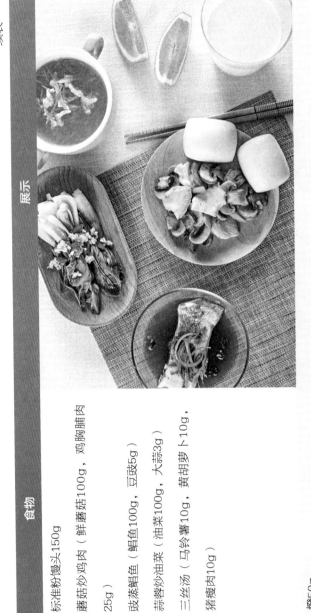
下午加餐	橙50g 牛奶300g	

续表

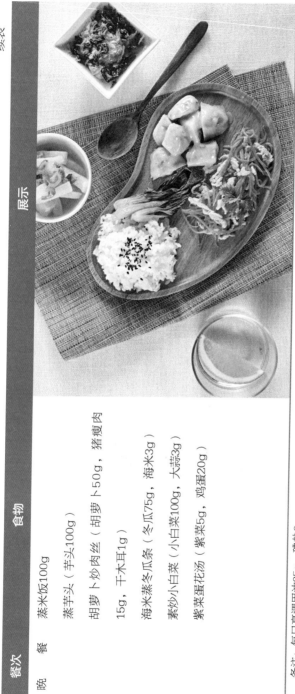

餐次	餐	食物
晚		蒸米饭100g
		蒸芋头（芋头100g）
		胡萝卜炒肉丝（胡萝卜50g，猪瘦肉15g，干木耳1g）
		海米蒸冬瓜条（冬瓜75g，海米3g）
		素炒小白菜（小白菜100g，大蒜3g）
		紫菜蛋花汤（紫菜5g，鸡蛋20g）

展示

备注：每日烹调用油25g，碘盐6g

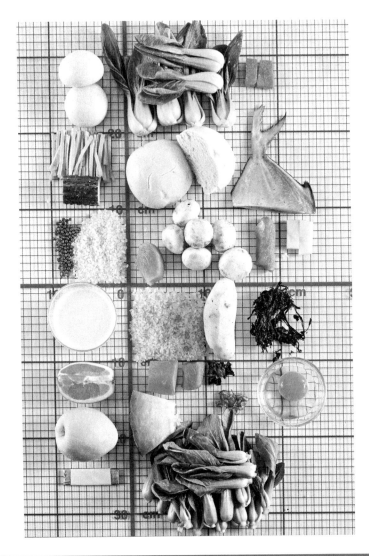

备孕妇女一日膳食所需全部生鲜食材展示（食谱2）

上述食谱提供的营养素如下：

能量：1872kcal	蛋白质：89g	脂肪：55g	碳水化合物：255g
维生素C：140mg	维生素A：1054μgRE	维生素E：25mg	维生素B$_1$：1.0mg
维生素B$_2$：1.6mg	烟酸：19.9mgNE	钙：861mg	镁：375mg
铁：31mg	硒：75mg	锌：12.4mg	铜：2.5mg
钾：3077mg	锰：5.6μg	钠：2444mg	磷：1377mg

备孕妇女一日食谱3

餐次	食物	展示
早　餐	全麦面包100g 酱牛肉25g 煎蛋（鸡蛋50g） 凉拌生菜（生菜100g） 圣女果50g 鲜奶300g	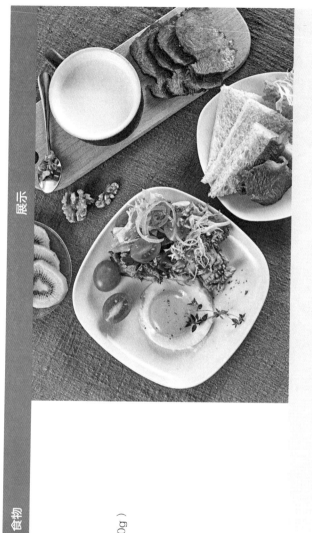
上午加餐	核桃15g 猕猴桃100g	

续表

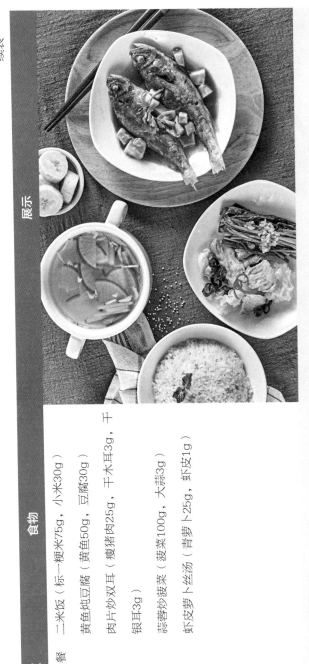

餐次	食物	展示
中　餐	二米饭（标一粳米75g，小米30g）	
	黄鱼炖豆腐（黄鱼50g，豆腐30g）	
	肉片炒双耳（瘦猪肉25g，干木耳3g，干银耳3g）	
	蒜蓉炒菠菜（菠菜100g，大蒜3g）	
	虾皮萝卜丝汤（青萝卜25g，虾皮1g）	
下午加餐	香蕉100g	

续表

餐次	食物	展示
晚餐	馒头100g 香芹炒土豆条（芹菜茎50g，土豆50g，大蒜5g） 肉末蒸南瓜（瘦猪肉25g，南瓜50g，微辣） 上汤娃娃菜（娃娃菜100g） 玉米面粥（玉米面20g）	

备注：每日烹调用油25g，碘盐6g

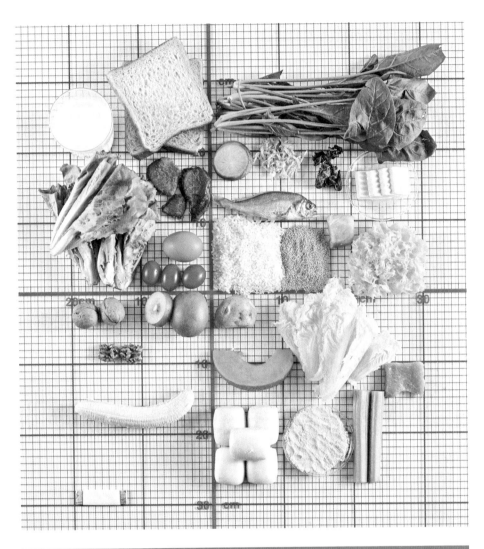

备孕妇女一日膳食所需全部生鲜食材展示（食谱3）

上述食谱提供的营养素如下：

能量：2020kcal	蛋白质：93g	脂肪：68g	碳水化合物：258g
维生素C：153mg	维生素A：1143μgRE	维生素E：33mg	维生素B$_1$：1.0mg
维生素B$_2$：1.3mg	烟酸：16mgNE	钙：812mg	镁：425mg
铁：25mg	硒：107mg	锌：15mg	铜：3.5mg
钾：2575mg	锰：6.4μg	钠：2658mg	磷：1353mg

第二部分

孕期妇女膳食
搭配指导

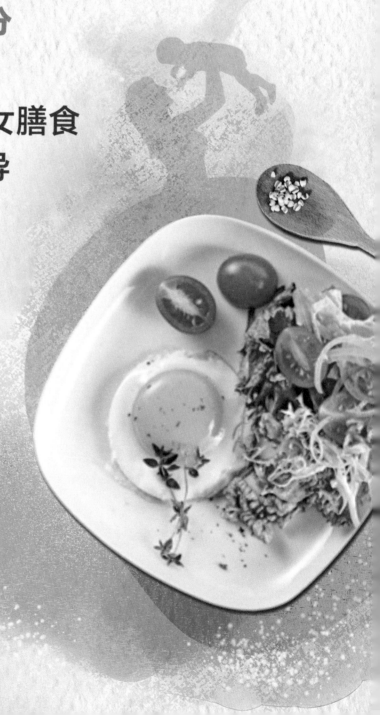

　　妊娠期是生命早期1000天机遇窗口的起始阶段，营养作为最重要的环境因素，对母子双方的近期和远期健康都将产生至关重要的影响。孕期胎儿的生长发育、母体乳腺和子宫等生殖器官的发育以及为分娩后乳汁分泌进行必要的营养储备，都需要额外的营养。因此，妊娠各期妇女膳食应在非孕妇女的基础上，根据胎儿生长速率及母体生理和代谢的变化进行适当调整。孕早期胎儿生长发育速度相对缓慢，所需营养与孕前无太大差别。孕中期开始，胎儿生长发育逐渐加速，母体生殖器官的发育也相应加快，对营养的需要增大，应合理增加食物的摄入量。孕晚期妇女的膳食仍应是由多样食物组成的营养均衡膳食，除保证孕期的营养需要外，还能潜移默化地影响较大婴儿对辅食的接受和后续多样化膳食结构的建立。

　　孕育生命是一个奇妙的历程，要以积极的心态适应孕期的变化，愉快享受这一过程。母乳喂养对孩子和母亲都是最好的选择，孕期应了解相关的知识，为产后尽早开奶和成功母乳喂养做好各项准备。孕期妇女膳食指南应在一般人群膳食指南的基础上补充以下5条内容：

- 补充叶酸，常吃含铁丰富的食物，选用碘盐。
- 孕吐严重者，可少量多餐，保证摄入含必要量碳水化合物的食物。
- 孕中晚期适量增加奶、鱼、禽、蛋、瘦肉的摄入。
- 适量身体活动，维持孕期适宜增重。
- 禁烟酒，愉快孕育新生命，积极准备母乳喂养。

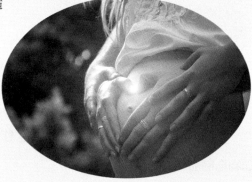

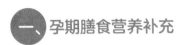

一、孕期膳食营养补充

1. 整个孕期应口服叶酸补充剂 400μg/d，每天摄入绿叶蔬菜

叶酸对预防神经管畸形和高同型半胱氨酸血症、促进红细胞成熟和血红蛋白合成极为重要。孕期叶酸的摄入应达到600μg DFE/d，除常吃含叶酸丰富的食物外，还应补充叶酸400μgDFE/d。

富含叶酸的食物有动物肝、蛋类、豆类、酵母、绿叶蔬菜、水果及坚果类。但天然食物中存在的叶酸是四氢叶酸的各种衍生物，均为还原型，遇热易分解，烹调加工的损失率可达50%~90%，生物利用率较低；人工合成的叶酸是氧化型单谷氨酸叶酸，稳定性好，生物利用率高。因此，孕期每日服用叶酸补充剂400μg是很有必要的。每天摄入400g各种蔬菜，且其中1/2以上为新鲜绿叶蔬菜，可提供约200μgDFE叶酸（表1）。

表1　提供200μgDFE叶酸的蔬菜类食物搭配举例

例一			例二		
食物名称	重量（g）	叶酸含量（μgDFE）	食物名称	重量（g）	叶酸含量（μgDFE）
小白菜	100	57	韭菜	100	61
甘蓝	100	113	油菜	100	104
茄子	100	10	辣椒	100	37
四季豆	100	28	丝瓜	100	22
合计	400	208	合计	400	224

依据《中国食物成分表2004》计算

2. 孕中晚期应每天增加 20~50g 红肉，每周吃 1~2 次动物内脏或动物血制品

为预防早产、流产，满足孕期血红蛋白合成增加和胎儿铁储备的需要，孕期应常吃含铁丰富的食物，铁缺乏严重者可在医师指导下适量

补铁。

由于动物血、肝脏及红肉中含铁较为丰富，且所含的铁为血红素铁，其生物利用率较高，可通过适当增加这类食物的摄入来满足孕期对铁的额外需要。孕中晚期每天增加20~50g红肉可提供铁1~2.5mg，每周摄入1~2次动物血和肝脏，每次20~50g，可提供铁7~15mg，基本可以满足孕期增加的铁营养需要。

3. 孕妇除坚持选用加碘盐外，还应常吃含碘丰富的海产食物，如海带、紫菜等

碘是合成甲状腺素的原料，是调节新陈代谢和促进蛋白质合成的必需微量元素。大多数食物中碘含量较少，因此孕妇除选用碘盐外，每周还应摄入1~2次含碘丰富的海产品。

海产品中，海带（鲜，100g）、紫菜（干，2.5g）、裙带菜（干，0.7g）、贝类（30g）、海鱼（40g）分别可提供110μg碘。

二、孕早期膳食营养

孕早期胎儿生长相对缓慢，对能量和各种营养素的需要量也无明显增加，维持孕前平衡膳食即可。如果早孕反应严重，可少食多餐，选择清淡或适口的膳食，保证摄入含必要量碳水化合物的食物，以预防酮血症对胎儿神经系统的损害。

1. 孕早期无明显早孕反应者应继续保持孕前平衡膳食

孕早期胎儿生长相对缓慢，所需能量和营养素并无明显增加，无明显早孕反应的孕妇应继续保持孕前平衡膳食，无须额外增加食物摄入量，以免使孕早期体重增长过多。

2. 孕吐较明显或食欲不佳的孕妇不必过分强调平衡膳食

早孕反应是许多孕妇在孕早期都会出现的正常生理反应，不必为此过于担心和焦虑，保持愉快稳定的情绪，注意食物色、香、味的合理调配，有助于缓解和减轻症状。早孕反应明显时，不必过分强调平衡膳食，也无须强迫进食。可根据个人的饮食嗜好和口味选择容易消化的食物，少食多餐。进餐的时间地点也可依个人的反应特点而异，可清晨醒来起床前吃，也可在临睡前进食。

3. 孕期每天必须摄取至少 130g 碳水化合物，首选易消化的粮谷类食物

孕吐严重影响进食时，为满足脑组织对葡萄糖的需要，预防酮症酸中毒对胎儿的危害，每天必须摄取至少130g碳水化合物（表2）。应首选富含碳水化合物、易消化的粮谷类食物，如米、面、烤面包、烤馒头片、饼干等。在各种糕点、薯类、根茎类蔬菜和一些水果中也含有较丰富的碳水化合物，可根据孕妇的口味选用。

表2　可提供130g碳水化合物的食物及份量（可食部）组合举例

例一	例二	例三	例四
米饭（标准米 100g）	米饭（标准米 100g）	玉米饼（玉米面 100g）	饼干（100g）
馒头（标准面 50g）	挂面（标准面 40g）	红薯（100g）	麦片（50g）
苹果（200g）	香蕉（150g）	蛋黄酥（40g）	糖水（食糖 30g）

食糖、蜂蜜等的主要成分为简单碳水化合物，易于吸收，进食少或孕吐严重时食用可迅速补充身体需要的碳水化合物。进食困难或孕吐严重者应寻求医师帮助，若呕吐严重、尿酮体（++），可考虑通过静脉输液的方式补充必要量的碳水化合物。

三、孕中晚期膳食营养

　　孕中期开始，胎儿生长速度加快，应在孕前膳食的基础上，增加奶类 200g/d，动物性食物（鱼、禽、蛋、瘦肉）孕中期增加50g/d，孕晚期再增加125g/d，以满足对优质蛋白质、维生素A、钙、铁等营养素和能量需要的增加。建议每周食用2~3次鱼类，以提供对胎儿脑和视网膜发育有重要作用的n-3长链多不饱和脂肪酸。

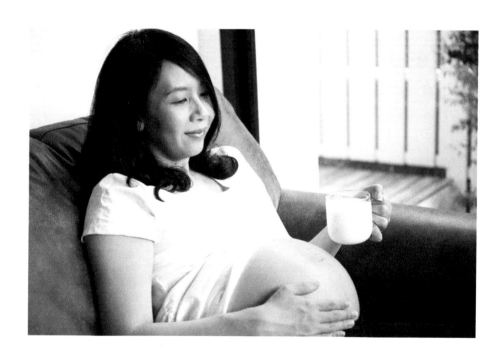

1. 孕中期开始，每天增加 200g 奶，使奶的总摄入量达到 500g/d

　　奶类是钙的最好食物来源，孕中晚期每天需要摄入奶类500g，可选用液态奶、酸奶，也可用奶粉冲调，可分别在正餐或加餐时食用，孕期体重增长较快时，可选用低脂奶，以减少能量摄入。要注意区分乳饮料和奶类，多数乳饮料中含乳量并不高，不能代替奶类食物。

2. 孕中期每天增加鱼、禽、蛋、瘦肉共50g，孕晚期再增加75g左右

孕中期孕妇每天需要增加摄入蛋白质15g、钙200mg、能量300kcal，在孕前平衡膳食的基础上，额外增加200g奶，可提供5~6g优质蛋白质、200mg钙和70~120kcal能量，再增加鱼、禽、蛋、瘦肉共计50g左右，可提供优质蛋白质约10g，能量80~150kcal。

孕晚期孕妇每天需要增加摄入蛋白质30g、钙200mg、能量450kcal，应在孕前平衡膳食的基础上，每天增加200g奶，再增加鱼、禽、蛋、瘦肉，使总量达到250g。

3. 每周最好食用2~3次深海鱼类

与畜禽类食物相比，同样重量的鱼类提供的优质蛋白质含量相差无几，但所含脂肪和能量明显少于畜禽类。因此，当孕妇体重增长较多时，可多食用鱼类而少食用畜禽类，食用畜禽类时尽量剔除皮和肉眼可见的肥肉，在畜肉中可优先选择牛肉。此外，鱼类，尤其是深海鱼类如三文鱼等还含有较多n-3多不饱和脂肪酸，其中的二十二碳六烯酸（DHA）对胎儿脑和视网膜功能发育有益，每周最好食用2~3次。

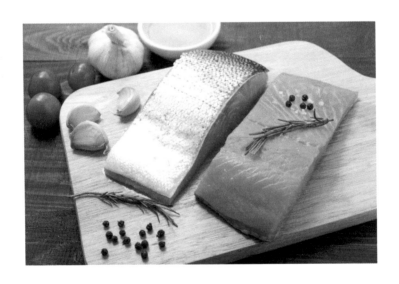

四、适量身体活动

体重增长是反映孕妇营养状况的最实用的直观指标，与胎儿出生体重、妊娠并发症等妊娠结局密切相关。为保证胎儿正常生长发育，避免不良妊娠结局，应使孕期体重增长保持在适宜的范围。平衡膳食和适度的身体活动是维持孕期体重适宜增长的基础，身体活动还有利于愉悦心情和自然分娩，健康的孕妇每天应进行不少于30分钟的中等强度身体活动。

1. 孕期适宜增重有助于获得良好妊娠结局，应重视体重监测和管理；孕早期体重变化不大，可每个月测量 1 次，孕中晚期应每周测量体重

应从孕前开始对体重进行监测和管理。孕早期胎儿生长速度较慢，孕妇体重不应有太大变化，以0.5~2kg为宜，此时要注意防止孕妇多吃少动导致体重增长过多，也要防止早孕反应引起的体重下降过多，警惕酮症酸中毒的发生。孕中晚期每周增重0.4kg为宜，需根据体重增长速率调整能量摄入和体力活动水平。体重增长不足者，可适当增加能量密度高的食物摄入，体重增长过多者，应在保证营养素供应的同时注意控制总能量的摄入，并适当增加身体活动。测量体重时，除了要使用校正准确的体重秤，还要注意每次称重前均应排空大、小便，脱鞋帽和外套，仅着单衣，以保证测量数据的准确性和监测的有效性。

由于我国目前尚缺乏足够的数据资料建立孕期适宜增重推荐值，建议以美国医学研究院（IOM）2009年推荐的妇女孕期体重增长适宜范围和速率作为监测和控制孕期体重适宜增长的参考。不同孕前BMI妇女孕期体重总增重的适宜范围及孕中晚期每周的增重速率参考值见表3。孕早期体重增长不明显，早孕反应明显的孕妇还可能出现体重下降，均为正常。应注意避免孕早期体重增长过快。

表3　美国IOM 2009年推荐孕期适宜体重增长值及增长速率

孕前 BMI	总增重范围（kg）	孕中晚期增重速率（kg/w）
低体重（<18.5）	12.5~18	0.51（0.44~0.58）
正常体重（18.5~24.9）	11.5~16	0.42（0.35~0.50）
超重（25.0~29.9）	7~11.5	0.28（0.23~0.33）
肥胖（≥30.0）	5~9	0.22（0.17~0.27）

孕早期体重增加0.5~2kg

双胎孕妇孕期总增重推荐值：孕前体重正常者为16.7~24.3kg，孕前超重者为13.9~22.5kg，孕前肥胖者为11.3~18.9kg

　　孕妇可参考不同孕前BMI孕妇孕期体重增长曲线图，根据自己的孕前BMI选定相应的图，将每周的体重标注在图上进行动态监测，尽量使体重增长保持在相应图中的两条虚线之间。

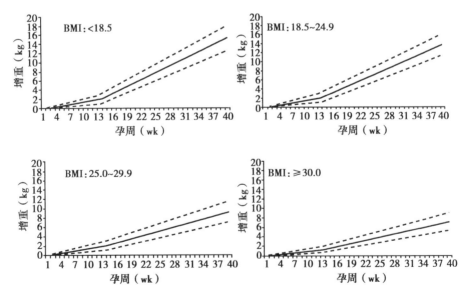

不同的孕前BMI者孕期体重增加值推荐曲线图

2. 健康的孕妇每天应进行不少于 30 分钟的中等强度身体活动

若无医学禁忌，多数活动和运动对孕妇都是安全的。孕中晚期每天应进行30分钟中等强度的身体活动。中等强度身体活动需要中等程度的努力并可明显加快心率，运动后心率一般可达到最大心率的50%~70%，主观感觉稍疲劳，但10分钟左右可得以恢复。最大心率可用220减去年龄计算得到，如年龄30岁，最大心率为220－30=190，活动后的心率以95~133为宜。常见的中等强度运动包括：快走、游泳、打球、跳舞、孕妇瑜伽、各种家务劳动等。应根据自己的身体状况和孕前的运动习惯，结合主观感觉选择活动类型，量力而行，循序渐进。

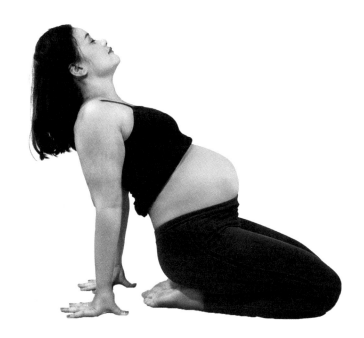

五、孕期健康生活方式

无论是对孩子还是母亲，母乳喂养都是最好的选择。成功的母乳喂养不仅需要健康的身体准备，还需要积极的心理准备。孕妇应尽早了解母乳喂养的益处，增强母乳喂养的意愿，学习母乳喂养的方法和技巧，为产后尽早开奶和成功母乳喂养做好各项准备。

1. 孕妇应禁烟酒，还要避免被动吸烟和不良空气

烟草、酒精对胚胎发育的各个阶段都有明显的毒性作用，容易引起流产、早产和胎儿畸形。有吸烟、饮酒习惯的妇女必须戒烟、禁酒。

孕妇除了禁止吸烟、饮酒外，还要注意避免被动吸烟的影响，尽量避免身处于通风不良和人群聚集的环境中。

2. 孕妇情绪波动时应多与家人和朋友沟通、向专业人员咨询；适当进行户外活动和运动有助于释放压力，愉悦心情

怀孕期间身体的各种变化都可能会影响孕妇的情绪，需要以积极的心态去面对和适应，愉快享受这一过程。

孕妇要积极了解孕期生理变化特点，学习孕育知识，定期进行孕期检查，出现不适时能正确处理或及时就医，遇到困难多与家人和朋友沟通以获得必要的帮助和支持。家人也应多给孕妇一些精神上的安慰和支持。适当进行户外活动和运动、向专业人员咨询等均有助于释放压力，

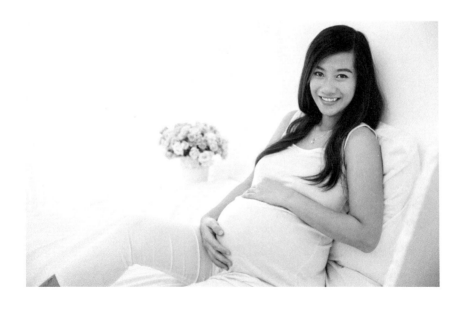

愉悦心情。

3. 孕中期以后应积极准备母乳喂养

母乳喂养对孩子的健康成长和母亲的产后恢复均十分重要，对宝宝和妈妈都是最好的选择。绝大多数妇女都可以而且应该用自己的乳汁哺育孩子，任何代乳品都无法替代母乳。成功的母乳喂养不仅需要健康的身体准备，还需要积极的心理准备。孕妇应尽早了解母乳喂养的益处、加强母乳喂养的意愿，在保证孕期平衡膳食、合理营养的同时，做好乳房的护理，学习母乳喂养的方法和技巧，这样有利于产后尽早开奶和顺利哺乳，可大大提高母乳喂养的成功率。

● 思想和心理准备：母乳喂养可给孩子提供全面的营养和充分的肌肤接触，促进婴儿的生长发育，对母体也有很多益处，如有助于产妇子宫和产后体重的恢复、降低乳腺癌的发病风险。健康妇女都应选择母乳喂养，纯母乳喂养至6个月，最好坚持哺乳至孩子满2周岁。

● 营养准备：孕期平衡膳食和适宜的体重增长，使孕妇身体有适当的脂肪蓄积和各种营养储备，有利于产后泌乳。正常情况下，孕期增重中有3~4kg的脂肪蓄积是为产后泌乳贮备能量的，母乳喂养有助于这些脂肪的消耗和产后体重的恢复。

● 乳房护理：孕中期开始乳房逐渐发育，应适时更换胸罩，选择能完全罩住乳房并能有效支撑乳房底部及侧边、同时不挤压乳头的胸罩，避免过于压迫乳头妨碍乳腺的发育。孕期应用温水擦洗乳头，忌用肥皂、洗涤剂或酒精等，以免破坏保护乳头和乳晕的天然油脂，造成乳头皲裂，影响日后哺乳。

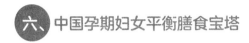

六、 中国孕期妇女平衡膳食宝塔

中国营养学会
Chinese Nutrition Society

MCNC-CNS
中国营养学会
妇幼营养分会

中国孕期妇女平衡膳食宝塔

- 叶酸补充剂0.4毫克/天
- 食用碘盐
- 贫血严重者在医生指导下补充铁剂
- 适度运动
- 每周测量体重,维持孕期体重适宜增加
- 不吸烟、远离二手烟
- 不饮酒
- 愉悦心情
- 饮洁净水、少喝含糖饮料
- 准备母乳喂养

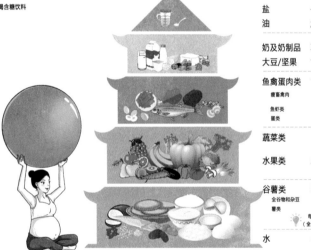

	孕中期	孕晚期
盐	<6g	<6g
油	25~30g	25~30g
奶及奶制品	300~500g	300~500g
大豆/坚果	15g/10g	15g/10g
鱼禽蛋肉类	150~200g	200~250g
瘦畜禽肉	50~100g	50~150g
	每周1~2次动物血或肝脏	
鱼虾类	50~100g	100~150g
蛋类	50g	50~100g
蔬菜类	300~500g	300~500g
	每周至少一次海藻类蔬菜	
水果类	200~400g	200~400g
谷薯类	250~300g	250~300g
全谷物和杂豆	50~150g	50~150g
薯类	50~100g	50~100g
	每天必须至少摄取130g 碳水化合物的食物 (全麦粉200g 或170~180g 精制小麦粉或大米)	
水	>1700ml	>1700ml

注：孕早期食物量同备孕期

七、孕中期妇女一日食谱举例

孕中期妇女一日食谱1

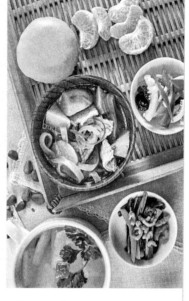

餐次	食物	展示
早　餐	花样蛋炒饭（大米75g，黑米25g，鸡蛋50g，黄瓜50g，胡萝卜25g） 豆腐脑（豆腐脑200g，香菜5g，淀粉10g） 炒虾皮大头菜（大头菜75g，虾皮5g）	
上午加餐	苹果200g 酸奶150g	
中　餐	三合面馒头（面粉50g，豆面15g，小米面15g） 辣椒炒鱿鱼条（鱿鱼75g，青椒50g，水发木耳15g） 芋头粉条炖肉（芋头50g，瘦猪肉25g，粉条15g） 海米烧油菜（油菜75g，海米3g） 火腿冬瓜汤（冬瓜50g，火腿15g，香菜5g）	

续表

餐次	食物	展示
下午加餐	橘子150g 炒松子15g	
晚餐	绿豆米饭（大米75g，绿豆25g） 煎茄盒（茄子50g，猪肉15g，鸡蛋10g） 西红柿炖牛腩（牛腩50g，西红柿50g） 蒜蓉炒空心菜（空心菜75g，大蒜5g） 小米大枣粥（小米25g，大枣5g）	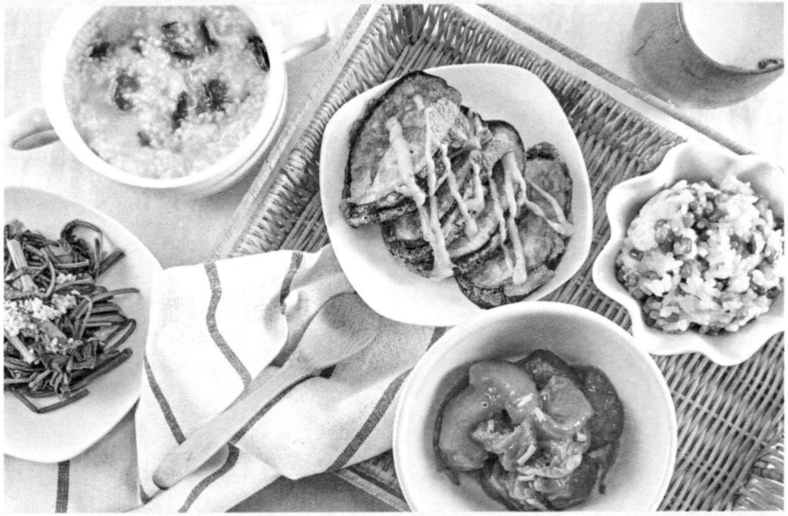
晚上加餐	鲜奶200g	

备注：每日烹调用油25g，碘盐6g

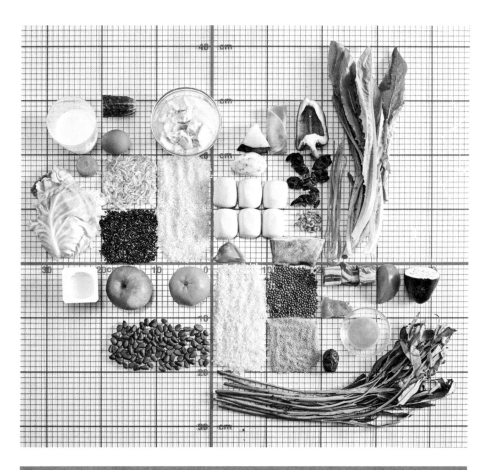

孕中期妇女一日膳食所需全部生鲜食材展示（食谱1）

上述食谱提供的营养素如下：

能量：2357kcal	蛋白质：103g	脂肪：70g	碳水化合物：329g
维生素C：195mg	维生素A：1325μgRE	维生素E：54mg	维生素B$_1$：1.5mg
维生素B$_2$：1.6mg	烟酸：19mgNE	钙：1038mg	镁：584mg
铁：30mg	硒：58mg	锌：19mg	铜：3.6mg
钾：3406mg	锰：7.7μg	钠：2506mg	磷：1453mg

孕中期妇女一日食谱2

展示

餐次		食物
早　餐		香菇肉丝汤面（挂面75g，瘦猪肉25g，鲜香菇50g）
		酱炒猪肝（微辣）（猪肝25g）
		虾皮洋葱拌木耳（洋葱50g，水发木耳15g，虾皮3g）
上午加餐		樱桃100g
		酸奶100g

餐次		食物	展示
中	餐	花生米饭（大米75g，花生15g） 苦瓜烧翅中（苦瓜50g，翅中75g） 麻汁豆角（豆角50g，芝麻酱5g） 蚝油生菜（生菜100g） 虾皮萝卜汤（白萝卜30g，虾皮2g）	
下午加餐		樱桃200g	

续表

餐次	食物	展示
晚餐	豆腐卷（面粉75g，北豆腐25g） 木瓜山药炒虾仁（海虾75g，木瓜30g，山药30g） 菠菜炒蛋（菠菜50g，鸡蛋50g） 素炒奶白菜（奶白菜100g） 红豆薏米粥（红小豆15g，薏米15g）	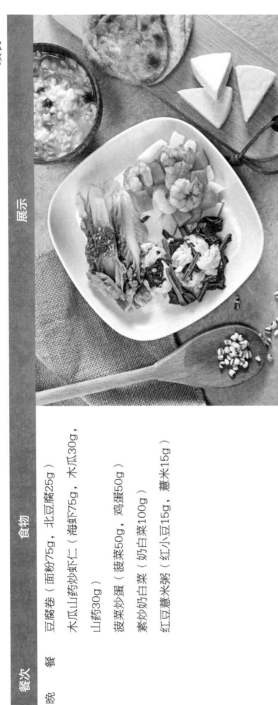
晚上加餐	奶酪50g	

备注：每日烹调用油25g，碘盐6g

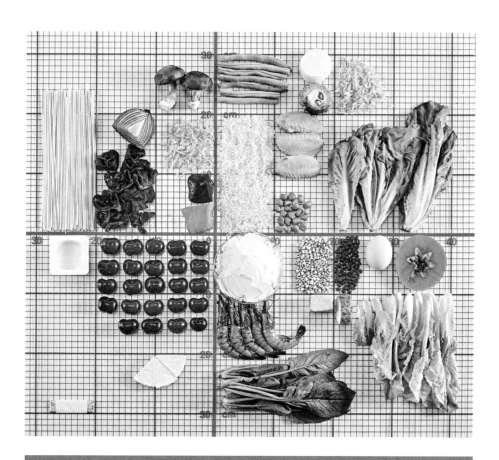

孕中期妇女一日膳食所需全部生鲜食材展示（食谱2）

上述食谱提供的营养素如下：

能量：2106kcal　　蛋白质：108g　　脂肪：71g　　碳水化合物：273g

维生素C：141mg　　维生素A：2230μgRE　　维生素E：38mg　　维生素B$_1$：1.2mg

维生素B$_2$：2mg　　烟酸：25mgNE　　钙：1080mg　　镁：479mg

铁：32mg　　硒：96mg　　锌：19mg　　铜：2.8mg

钾：2942mg　　锰：6.2μg　　钠：2628mg　　磷：1588mg

孕中期妇女一日食谱3

展示

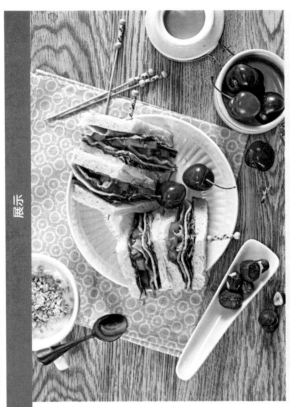

餐次	食物
早餐	三明治（切片面包100g，生菜30g，西红柿25g，煎蛋50g，培根肉15g） 牛奶麦片粥（鲜奶300g，燕麦片30g）
上午加餐	杏子100g 炒榛子25g

续表

餐次	食物	展示
中餐	牛肉洋葱包子（面粉50g，牛肉30g，洋葱20g） 烤红薯（红薯100g） 蒜泥蒸茄子（茄子100g，大蒜10g） 豉蒸鲳鱼（鲳鱼75g，大葱10g） 海带冬瓜汤（冬瓜50g，鲜海带30g）	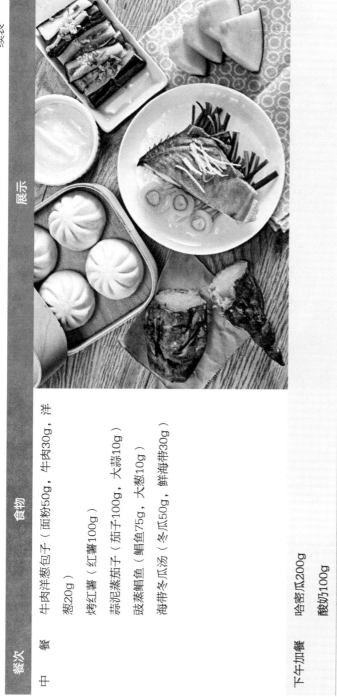
下午加餐	哈密瓜200g 酸奶100g	

续表

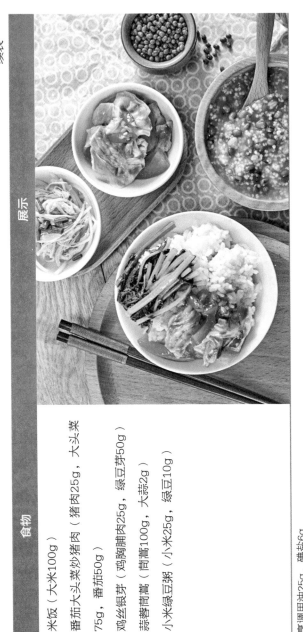

餐次	餐	食物	展示
晚	餐	米饭（大米100g） 番茄大头菜炒猪肉（猪肉25g，大头菜75g，番茄50g） 鸡丝银芽（鸡胸脯肉25g，绿豆芽50g） 蒜蓉茼蒿（茼蒿100g，大蒜2g） 小米绿豆粥（小米25g，绿豆10g）	

备注：每日烹调用油25g，碘盐6g

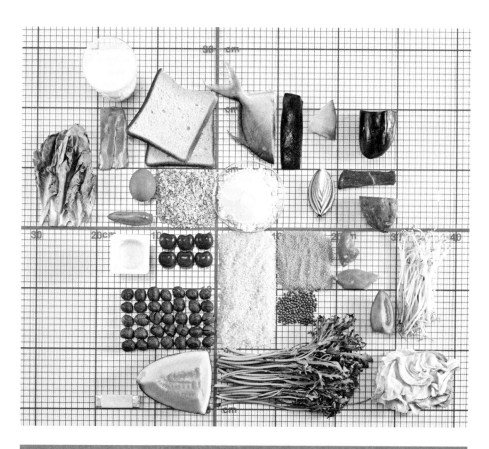

孕中期妇女一日膳食所需全部生鲜食材展示（食谱3）

上述食谱提供的营养素如下：

能量：2281kcal　　蛋白质：97g　　　　脂肪：75g　　　　碳水化合物：304g

维生素C：146mg　　维生素A：1182μgRE　维生素E：30mg　　维生素B₁：1.2mg

维生素B₂：1.5mg　　烟酸：21mgNE　　　钙：1088mg　　　镁：547mg

铁：30mg　　　　　硒：63mg　　　　　锌：15mg　　　　铜：2.8mg

钾：3246mg　　　　锰：9.9μg　　　　　钠：2540mg　　　磷：1468mg

第三部分

哺乳期妇女膳
食搭配指导

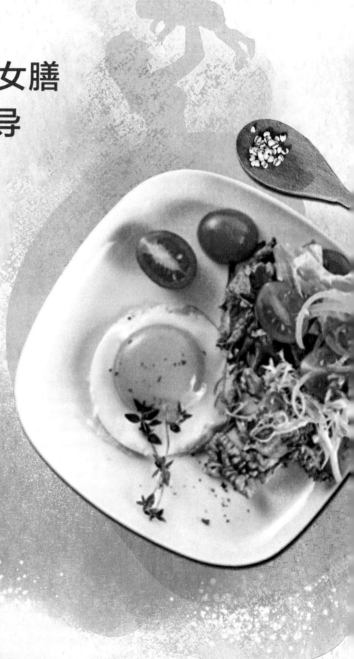

哺乳期是母体用乳汁哺育新生子代，使其获得最佳生长发育并奠定一生健康基础的特殊生理阶段。哺乳期妇女（乳母）既要分泌乳汁、哺育婴儿，又要逐步补偿妊娠、分娩时的营养素损耗并促进各器官、系统功能的恢复，因此比非哺乳期妇女需要更多的营养。哺乳期妇女的膳食仍是由多样化食物组成的营养均衡的膳食，除保证哺乳期的营养需要外，还要通过乳汁的口感和气味，潜移默化地影响较大婴儿对辅食的接受和后续多样化膳食结构的建立。基于母乳喂养对母亲和子代的诸多益处，世界卫生组织建议婴儿6个月内应纯母乳喂养，并在添加辅食的基础上持续母乳喂养到2岁甚至更长时间。乳母的营养状况良好是泌乳的基础，如果哺乳期营养不足，将会减少乳汁分泌量，降低乳汁质量，并影响母体健康。此外，产后情绪、心理、睡眠等也会影响乳汁分泌。有鉴于此，哺乳期妇女膳食指南在一般人群膳食指南基础上增加以下5条内容：

- 增加富含优质蛋白质及维生素A的动物性食物和海产品，选用碘盐。
- 产褥期食物多样不过量，重视整个哺乳期营养。
- 愉悦心情，充足睡眠，促进乳汁分泌。
- 坚持哺乳，适度运动，逐步恢复适宜体重。
- 忌烟酒，避免浓茶和咖啡。

 一、哺乳期膳食营养补充

乳母的营养是泌乳的基础，尤其蛋白质营养状况对泌乳有明显影响。

- 动物性食物如鱼、禽、蛋、瘦肉等可提供丰富的优质蛋白质和一些重要的矿物质和维生素，**乳母每天应比孕前增加80~100g鱼、禽、蛋、瘦肉（每天总量为220g）的摄入**。如条件限制，**可用富含优质蛋白质的大豆及其制品替代**。

- 为保证乳汁中碘、n-3长链多不饱和脂肪酸（如DHA）和维生素A的含量，**乳母应选用碘盐烹调食物**，并适当摄入富含碘或DHA的海产品，**建议至少每周摄入1次海鱼、海带、紫菜、贝类等海产品。**

- 为保证乳汁中维生素A的含量，应适量增加动物肝脏、蛋黄等富含维生素A的动物性食物的摄入。**建议每周吃1~2次动物肝脏（总量达85g的猪肝或40g鸡肝）。**

- 奶类是钙的最好食物来源，**乳母每天应比孕前增饮200ml牛奶，使奶摄入总量达到400~500ml，**以满足其对钙的需要。

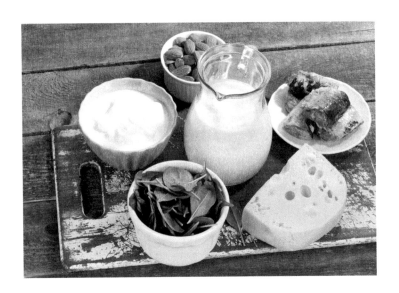

1. 优质蛋白质的摄入

哺乳期妇女膳食蛋白质在一般成年女性基础上每天应增加摄入25g。鱼、禽、肉、蛋、奶及大豆类食物是优质蛋白质的良好来源，哺乳期应增加摄入。表4列举了可提供25g优质蛋白质的食物组合，供妈妈们选用。最好一天选用3种以上食物，数量适当、合理搭配，以获得所需要的优质蛋白质和其他营养素。

表4　获得约25g优质蛋白质的食物组合举例

组合一		组合二		组合三	
食物及数量	蛋白质含量	食物及数量	蛋白质含量	食物及数量	蛋白质含量
牛肉50g	10.0g	瘦猪肉50g	10.0g	鸭肉0g	7.7g
鱼50g	9.1g	鸡肉60g	9.5g	虾60g	10.9g
牛奶200g	6.0g	鸡肝20g	3.3g	豆腐80g	6.4g
合计	25.1g	合计	22.8g	合计	25.0g

　　"组合一"可提供25g优质蛋白和216mg钙，以补充乳母对钙的需要，若不增加牛奶，则应考虑每天补钙200mg；"组合二"可提供约25g优质蛋白和维生素A 2100μgRAE左右，每周一次相当于每天增加维生素A 300μgRAE

2. 通过动物性食物获得维生素 A

　　乳母的维生素A推荐量比一般成年女性多600μgRAE/d，而动物肝脏富含维生素A（4972μgRAE/100g猪肝，10 414μgRAE/100g鸡肝），若每周增选1~2次猪肝（总量85g）或鸡肝（总量40g），则平均每天可增加摄入维生素A 600μgRAE。

3. 钙的摄入

　　钙是构成人体骨骼和牙齿的主要成分，妇女产后担负着分泌乳汁、哺育婴儿的重任，因此，对钙的需求量增加。若膳食中钙供给不足，母体就会动用自身骨骼中的钙来满足乳汁分泌的需要，从而造成骨质疏松，给妇女健康带来影响。

　　乳母膳食钙推荐摄入量比一般女性多200mg/d，总量达到1000mg/d。奶类含钙高且易于吸收利用，是钙的最好食物来源。若乳母每天比孕前多喝200ml牛奶，每天饮奶总量达500ml，则可获得约540mg的钙，再加上所选用的深绿色蔬菜、豆制品、虾皮、小鱼等含钙较丰富的食物，则可达到推荐摄入量。为增加钙的吸收和利用，乳母还应补充维生素D或多做户外活动。表5列举了可提供约1000mg钙的食物组合。

表5　获得1000mg钙的食物组合举例

组合一		组合二	
食物及数量	含钙量(mg)	食物及数量	含钙量(mg)
牛奶500ml	540	牛奶300ml	324
豆腐100g	127	豆腐干60g	185
虾皮5g	50	芝麻酱10g	117
蛋类50g	30	蛋类50g	30
绿叶菜(如小白菜)200g	180	绿叶菜(如小白菜)250g	270
鱼类(如鲫鱼)100g	79	鱼类(如鲫鱼)100g	79
合计	1006	合计	1005

　　"组合一"有1/2以上的钙来自牛奶，而牛奶中的钙易于吸收利用。若实在不习惯多饮牛奶或有乳糖不耐，则应参照"组合二"增加其他含钙丰富的食品（如豆腐干、绿叶菜、芝麻酱等）的摄入，以保证获得足够的钙。另外，也可用酸奶替代牛奶

　　哺乳期妇女每天需钙1000mg，是否补钙应根据个体情况而定，如果产妇平衡饮食并每日喝奶，如每天吃鸡蛋1个，豆腐100g、西蓝花100g、小白菜100g、鲫鱼50g、虾皮5g、核桃2个，钙摄入约530mg，若另饮奶500ml（钙摄入约540mg），每天钙摄入总量1070mg，可满足产妇钙的需求，不需要额外补钙；如果产妇不饮奶或饮奶不足，就需要额外补充300~600mg的钙剂。

　　传统观念认为，补钙的最佳办法是多喝骨头汤。其实，骨头汤中虽然含有钙，量却不多，有研究检测到1kg肉骨头熬汤2小时，汤中钙含量仅为20mg左右。奶类及其制品才是补钙食物的最优选择。建议乳母每天喝牛奶300~500ml（1~2杯），并多选用一些其他含钙丰富的食品，如小虾皮、小鱼（连骨吃）、芝麻酱、豆腐、绿叶蔬菜等，以达到补钙的目的。

二、产褥期合理膳食

乳母的膳食营养状况是影响乳汁质与量的重要因素，保证哺乳期营养充足均衡非常必要。产褥期"坐月子"是中国的传统习俗，其间饮食常被过分地重视，产妇往往被要求过量摄入动物性食物，致能量和宏量营养素摄入过剩；或习惯诸多的忌口，不吃或少吃蔬菜和水果，致微量营养素摄入不足或缺乏；"满月"之后即恢复一般饮食，从而影响到母乳喂养的持续。应纠正这种饮食误区，做到产褥期食物多样不过量，重视整个哺乳阶段的营养，以保证乳汁的质与量能满足持续进行的母乳喂养。

什么是产褥期

产妇自胎儿及其附属物娩出，到生殖器官恢复至非妊娠状态一般需要6~8周，这段时间在医学上称为产褥期，民间俗称"坐月子"，即哺乳期的头1~2个月。在产褥期，产妇不仅需要恢复自身的健康，还要分泌乳汁，喂养婴儿。因此，高质量的产褥期保健，合理的营养和膳食对于产妇机能的恢复及健康至关重要。

1. 产褥期膳食应是由多样化食物构成的平衡膳食，无特别的食物禁忌

有些产妇会在分娩后的最初1~2天感到疲劳无力或肠胃功能较差，此时可选择较清淡、稀软、易消化的食物，如面片、挂面、馄饨、粥、蒸或煮的鸡蛋及煮烂的肉菜，之后就可过渡到正常膳食。对于剖宫产妇女，由于剖宫手术一般采用区域麻醉，对胃肠道的影响比较轻，术后一般给予流食，但忌用牛奶、豆浆、含大量蔗糖的食品等胀气的食物；肛门排气后可恢复正常饮食。对于采用全身麻醉或手术情况较为复杂的剖宫产术后妇女，其饮食需遵医嘱。

产褥期一天膳食搭配举例

早餐：菜肉包子、小米红枣稀饭、拌海带丝。

上午加餐：牛奶。

午餐：豆腐鲫鱼汤、炒黄瓜、米饭。

下午加餐：苹果。

晚餐：炖鸡汤、虾皮炒小白菜、米饭。

晚上加餐：牛奶、煮鸡蛋。

妇女在"坐月子"期间，往往会得到家人的特别关照，饮食多为一些加工很精细的食品。其实，主食过于精细并不利于母婴健康。维生素B_1等B族维生素在粗、杂粮中含量丰富，若"坐月子"期间的主食太单调，光吃精白米面，则容易使产妇发生维生素B_1缺乏，继而造成由乳汁缺乏维生素B_1引起的婴儿脚气病。因此，主食应做到粗细搭配，并适当配备杂粮（如小米、燕麦、红豆、绿豆等）。这样不仅可使膳食多样化、保证维生素B_1等营养素的供给，而且还可发挥主食中蛋白质的互补作用，提高其营养价值。

2. 产褥期每天应吃肉、禽、鱼、蛋、奶等动物性食品，但不应过量

民间通常认为产后气血大亏，需要大补大养，因此都重视产妇的"坐月子"，认为吃得越多越好，而且吃的多半是鸡鸭鱼肉蛋和甜食。产褥期比平时多食用些鸡蛋、禽肉类、鱼类、动物肝脏、动物血等动物性食品，以补充优质蛋白质、促进乳汁分泌是非常必要的，但并非越多越好。过多进食高蛋白食物，会加重胃肠道负担，蛋白质吸收不了，不但浪费，还会引起消化不良，并可能诱发其他营养缺乏，导致多种疾病。另外，食物的过量摄入也是造成肥胖的原因。因此要做到蛋白质充足不过量，保证均衡营养。

鸡蛋营养丰富，是中国产妇坐月子的传统食物，但吃鸡蛋并不是多多益善。每个鸡蛋的蛋白含量为5~6g，与1杯牛奶相近，但钙含量远远不如后者，而且蛋黄含胆固醇较高，不宜过多食用。优质蛋白的来源主要包括肉、蛋、奶和大豆类及其制品，食物多样化才是最佳选择。建议产妇每天吃1~2个鸡蛋（若农村地区其他动物性食物来源少，可多吃一些，但最多也不要超过3个），再适当加些鱼禽肉奶类或大豆制品，蛋白质就充足了。

铁是造血的原料，产妇因孕期储备不足和产后失血等原因容易出现缺铁性贫血，可适当多选用一些瘦肉、动物肝脏和动物血等含铁丰富且吸收利用率高的食物，从而达到预防和治疗产后贫血的目的。此外，适当补充些维生素C，也可以促进铁的吸收。

3. 注意吃各种各样蔬菜水果，保证每天摄入蔬菜 500g

在我国不少地方，民间流传着产后不能吃生冷食物的习俗，"生冷食物"中就包括蔬菜和水果。"坐月子"不吃蔬菜水果是对健康不利的。新鲜蔬菜水果中含有多种维生素、矿物质、膳食纤维、果胶、有机酸等成分，可改善食欲，增加肠蠕动，防止便秘，促进乳汁分泌，是产妇和乳母不可缺少的食物。产妇在分娩过程中体力消耗大，腹部肌肉松弛，加上卧床时间长，运动量减少，致使肠蠕动变慢，比一般人更容易发生便秘。假如禁食蔬菜水果，不仅会增加便秘、痔疮等疾病的发病率，还会造成某些微量营养素（如维生素C、维生素B_2等）的缺乏，影响乳汁中维生素和矿物质的含量，进而影响婴儿的生长发育。因此产褥期要重视蔬菜水果的摄入，每天应保证摄入蔬菜水果500g以上，并多选用绿色蔬菜和其他有色蔬菜。

乳母每天维生素C推荐摄入量为150mg，比一般成年女性多50mg。维生素C 来源于新鲜蔬菜和水果，乳汁中维生素C含量与乳母的膳食密切相关。由于不同蔬菜水果的维生素C含量有所不同，因此要注意蔬菜水果的合理搭配。如绿叶蔬菜、花菜等维生素C含量丰富，应保证每天摄入的绿叶菜占蔬菜总摄入量的1/2以上。鲜枣、柑橘类、猕猴桃等水果维生素C含量丰富，也应注意选用。以下是获得至少150mg维生素C的蔬菜水果组合举例（表6）。

表6　获得至少150mg维生素C的蔬菜水果组合举例

组合一		组合二		组合三	
食物及数量	维生素C含量	食物及数量	维生素C含量	食物及数量	维生素C含量
小白菜250g	70mg	生菜250g	33mg	菜薹250g	66mg
西红柿100g	19mg	胡萝卜100g	16mg	冬瓜150g	27mg
豆角150g	27mg	黄瓜150g	13mg	西蓝花100g	51mg
橙100g	33mg	鲜枣50g	100mg	芒果100g	23mg
苹果100g	4mg	香梨150g	6mg	香蕉100g	8mg
合计	153mg	合计	168mg	合计	175mg

4. 保证整个哺乳期营养充足和均衡，持续进行母乳喂养

哺乳期乳母一天食物建议量：谷类250~300g，薯类75g，全谷物和杂豆不少于1/5；蔬菜类500g，其中绿叶蔬菜和红黄色等有色蔬菜占2/3以上；水果类200~400g；鱼、禽、蛋、肉类（含动物内脏）每天总量为220g；牛奶400~500ml；大豆类25g，坚果10g；烹调油25g，食盐不超过6g。

为保证维生素A和铁供给，建议每周吃1~2次动物肝脏，每次的量为总量达85g的猪肝或总量达40g的鸡肝。

乳母一天食谱举例

举例1

早餐：肉包子（含面粉50g，猪肉25g）、红薯稀饭（含大米25g、红薯25g、红糖10g）、拌黄瓜（含黄瓜100g）。

上午加餐：牛奶（250g）、煮鸡蛋（50g）、苹果（150g）。

午餐：生菜猪肝汤（含生菜100g、猪肝20g、植物油5g）、丝瓜炒牛肉（含丝瓜100g、牛肉50g、植物油10g）、大米饭（含大米100g）。

下午加餐：橘子（150g）。

晚餐：青菜炒千张（含小白菜 200g、千张50g、植物油10g）、香菇炖鸡汤（含鸡肉75g、香菇适量）、玉米面馒头（玉米粉30g、面粉50g）、蒸红薯（50g）。

晚加餐：牛奶煮麦片（含牛奶250g、麦片10g、白糖10g）。

举例2

早餐：花卷（含面粉50g、植物油2g）、红糖醪糟蛋（含鸡蛋50g、红糖15g、醪糟25g）、麻油猪肝（含猪肝25g、麻油5g）。

上午加餐：红豆大枣汤（含红豆25g、红枣30g）、香蕉（150g）。

午餐：番茄煮面（含番茄50g、挂面100g、植物油5g）、木瓜炖排骨（含木瓜150g、排骨100g、花生10g）、清炒小白菜（含小白菜200g、植物油5g）。

下午加餐：牛奶（250ml）。

晚餐：香菇西蓝花（西蓝花200g、香菇30g、植物油5g）、黄花菜豆腐瘦肉汤（含黄花菜50g、瘦猪肉50g、豆腐50g）、二米饭（含玉米10g、粳米90g）。

晚加餐：鸡汤虾仁馄饨（含面粉50g、虾仁50g、植物油5g）。

三、促进乳汁分泌的方法

乳汁分泌包括泌乳和排乳，分别受催乳素和催产素调控。乳母的情绪、心理及精神状态可直接兴奋或抑制大脑皮质来刺激或抑制催乳素及催产素的释放，从而影响乳汁分泌。因此，应关注产妇心理变化，及时消除不良情绪，帮助乳母树立信心，保持愉悦心情，以确保母乳喂养的成功。此外，食物宜采用煮或煨的烹调方法，促使乳母多饮汤水，以增加乳汁分泌量。

一些乳母为了母乳充足，放开了吃，饮食不规律、每顿吃很饱、完全卧床不运动，导致胃肠负担加重、体重突增，母乳还不一定充足。增加母乳量和保证母乳营养的影响因素包括科学营养进食、适量运动、充足睡眠、愉悦的情绪和正确的吮吸方法及频次。

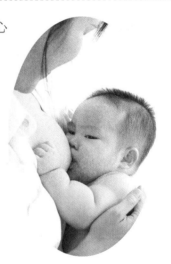

- 家人应充分关心乳母，帮助其调整心态，舒缓压力，树立母乳喂养的自信心。
- 乳母应生活规律，每日保证8小时以上睡眠时间。
- 每日需水量应比一般人增加500~1000ml，每餐应保证有带汤水的食物。

小贴士

如何判断乳量是否充足

完全母乳喂养的婴儿，生长发育状况良好，大小便正常，并且评价营养状况的生化指标都在适宜水平时，可以认为泌乳量充足，母乳喂养是成功的。但是，由于婴儿需要量和母亲泌乳量的个体差异都很大，故很难根据乳量来判断能否满足婴儿的需要，通常根据婴儿体重的增长率来判断乳量是否充足。

乳量充足的征象：①喂奶前后，妈妈能明显感觉到乳房从胀满感到松软感的变化；②宝宝吮吸时能听到连续吞咽的声音；③宝宝吃饱后很满足，表情安详、眼睛亮、能够安静入睡；④观察宝宝尿量，每日6~8次或以上，颜色淡黄；⑤观察大便，每日2~3次或以上，每次1大汤勺，蛋花糊状；⑥生长发育正常；⑦每次单侧吃奶15~20分钟。

母乳不足的征象：①可靠征象：婴儿体重增长缓慢（每月增重少于500g）（出生2周后，体重低于出生体重）；尿量一般每日少于6次，色黄且味浓。②可能征象：孩子时常哭闹，哺乳后还想找奶；母亲自己感觉不到奶胀，挤奶时没有奶滴出；每次吃奶时间过长，两次喂奶间隔缩短；孩子吸吮次数多，吞咽次数少；孩子大便干，硬或发绿。

1. 愉悦心情，树立信心

家人应充分关心乳母，经常与乳母沟通，帮助其调整心态，舒缓压力，愉悦心情，树立母乳喂养的自信心。

2. 尽早开奶，频繁吸吮

分娩后开奶应越早越好；坚持让孩子频繁吸吮（24小时内至少10次）；吸吮时将乳头和乳晕的大部分同时放入婴儿口中，让婴儿吸吮时能充分挤压乳晕下的乳窦，使乳汁排出，又能有效刺激乳头上的感觉神经末梢，促进泌乳反射，使乳汁越吸越多。

3. 合理营养，多喝汤水

营养是泌乳的基础，而食物多样化是充足营养的基础。除营养素外，乳母每天摄水量与乳汁分泌量也密切相关，所以乳母每天应多喝水，还要多吃流质食物，最好每餐都保证有带汤水的食物，如鸡汤、鲜鱼汤、猪蹄汤、排骨汤、菜汤、豆腐汤等。有调查显示大豆、花生加上各种肉类，如猪腿、猪排骨或猪尾煮汤，鲫鱼汤，黄花菜鸡汤，醋与猪脚和鸡蛋煮汤等均能促进乳汁分泌。

但是，汤水的营养密度不高，如果过量喝汤也会影响其他食物如主食和肉类等的摄取，造成贫血和营养不足等营养问题，因此喝汤也应讲究科学。

第一，餐前不宜喝太多汤。餐前多喝汤可减少食量，达到减肥的效果，但对于需要补充营养的乳母而言，应该增加而不是减少食量，所以餐前不宜喝太多汤。可在餐前喝半碗至一碗汤，待到八九成饱后再饮一碗汤。

第二，喝汤的同时要吃肉。肉汤的营养成分大约只有肉的1/10，为了满足产妇和宝宝的营养，应该连肉带汤一起吃。

第三，不宜喝多油浓汤。太浓、脂肪太多的汤不仅会影响产妇的食欲，还会引起婴儿脂肪消化不良性腹泻。煲汤的材料宜选择一些脂肪较低的肉类，如鱼类、瘦肉、去皮的禽类、瘦排骨等，也可喝蛋花汤、豆腐汤、蔬菜汤、面汤及米汤等。

第四，可根据产妇的需求，加入对补血有帮助的煲汤材料，如红枣、红糖、猪肝等。如果乳汁不够，还可加入对催乳有帮助的食材，如仔鸡、黄豆、猪蹄、花生、木瓜等。

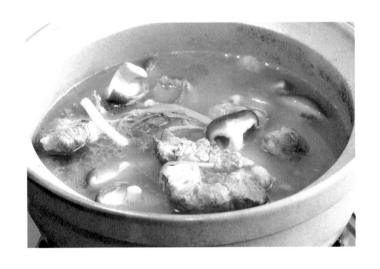

4. 生活规律，保证睡眠

乳母应尽量做到生活有规律，每天保证8小时以上睡眠时间，避免过度疲劳。

为什么有些婴儿会在母乳喂养后发生腹泻

母乳性腹泻一般发生于6个月内的婴儿，造成的原因可能包括母乳中含有前列腺素E_2、宝宝对母乳中的乳糖不耐受、母乳脂肪含量过高或对母乳中的蛋白过敏等。这样的腹泻一般每天3~7次，大便呈泡沫稀水样，可能有奶瓣，但宝宝一般精神状态好，食欲良好，比较轻时无需治疗，妈妈可以继续母乳喂养，必要时适当补充乳糖酶，严重时及时就医治疗。妈妈应该注意饮食，不要摄入过量的油脂，如喝汤应适当撇油。

四、哺乳期适量运动

孕期体重过度增加及产后体重滞留，是女性肥胖发生的重要原因之一。因此，哺乳期妇女除注意合理膳食外，还应适当运动和做产后健身操，这样可促使产妇机体复原，逐步恢复适宜体重，且有利于预防后期糖尿病、心血管疾病、乳腺癌等慢性非传染性疾病的发生。

- 产后2天（剖宫产后7~8天）开始做产褥期保健操。
- 产后6周开始进行规律有氧运动，如散步、慢跑等。
- 有氧运动从每天15分钟逐渐增加至每天45分钟，坚持每周进行4~5次。

1. 为什么要进行产后运动

产后科学适量的运动可以促进血液循环、盆底组织复原和剖宫产伤口愈合，加强胃肠道蠕动，控制体重，促进母乳分泌，预防便秘，保持愉悦心情。

另外，产后早期适量活动，还可使消化功能增强，以利恶露排出，避免褥疮、皮肤汗斑、便秘等产后疾病的发生，并能防止子宫后倾等。

许多人认为产妇体质虚弱，需静养，于是就让其长期卧床，甚至连饭菜都端到床上吃，其实这样做有害无益。若产后长时间不活动，易使血液本来就处于高凝状态的产妇发生静脉血栓，同时腹壁和盆腔底部的肌肉组织也会因缺乏锻炼而收缩无力，造成子宫、直肠和膀胱的膨出。完全不活动，也会使产妇肥胖。

研究显示，产后体重滞留对于产妇近期及远期健康均有不利影响，比如增加慢性病如糖尿病、心血管疾病等的风险，因此女性在产后应注意适量运动、控制体重。但是，坐月子期间也不能急于减肥。一些产妇产后急于恢复身材，一方面减少进食量，由于节食严重影响母乳的质和量，不利于宝宝的健康；另一方面进行减肥运动，尤其是负重运动，在产后盆底松弛的情况下，进行此类运动可能会影响子宫复位，甚至导致子宫脱垂。一般来说，体重控制可以体质指数（BMI）保持在18.5~23.9为标准［BMI的计算方法为体重（kg）/身高（m）^{2}］。

另外，有些产妇担心运动会影响哺乳质量，但研究显示，哺乳期间进行有氧运动的妈妈与不进行运动的妈妈相比，乳汁的数量和质量并未发生改变，其喂养的孩子体重和身长也无差别；且运动还可改善母亲心血管功能。

> **小贴士**
>
> **哺乳会影响体形吗**
>
> 　　有的产妇怕喂奶会使自己变胖和（或）胸部下垂，影响自己的体形，不愿意用自己的乳汁哺育婴儿。其实，造成胸部下垂的原因并非哺乳，而是妊娠。因为，妊娠刺激乳腺增长，而妊娠结束又使乳腺衰退。而哺乳正是防止这种衰退的有效措施。同时，哺乳可以消耗妊娠期内所积聚的2~4kg的脂肪，减少皮下脂肪贮存，有效防止肥胖。

2. 产后运动方式

● 产褥期的运动方式

产褥期妇女可采用产褥期保健操进行运动。产褥期保健操应根据产妇的分娩情况、身体状况循序渐进地进行。顺产产妇一般在产后第2天就可以开始，每1~2天增加1节，每节做8~16次。6周后可选择新的锻炼方式。剖宫产的产妇可在伤口愈合良好并咨询医生意见后开始适度运动，跟顺产妈妈一样首先可选择一些骨盆底肌运动，之后视伤口恢复情况选择适度的有氧运动。

产褥期保健操具体做法如下：

第1节：仰卧，深吸气，收腹部，然后呼气。

第2节：仰卧，两臂直放于身旁，进行缩肛与放松运动。

第3节：仰卧，两臂直放于身旁，双腿轮流上举和并举，与身体呈直角。

第4节：仰卧，髋与腿放松，分开稍屈，脚底放在床上，尽力抬高臀部及背部。

第5节：仰卧起坐。

第6节：跪姿，双膝分开，肩肘垂直，双手平放床上，腰部进行左右旋转动作。

第7节：全身运动，跪姿，双臂支撑在床上，左右腿交替向背后高举。

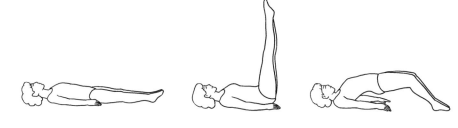

第1、2节 深呼吸运动、缩肛　　　第3节 伸腿动作　　　第4节 腹背运动

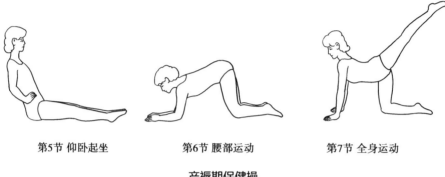

第5节 仰卧起坐　　　第6节 腰部运动　　　第7节 全身运动

产褥期保健操

摘自：郑修霞. 妇产科护理学. 第4版. 北京：人民卫生出版社，2009. 73

- 产褥期后的运动方式

产后6周开始可以进行有氧运动如散步、慢跑等。一般从每天15分钟逐渐增加至每天45分钟，每周坚持4~5次，形成规律。剖宫产的产妇应根据自己的身体状况如贫血和伤口恢复情况，缓慢增加有氧运动及力量训练。

产后运动注意事项

- 循序渐进，量力而行。
- 避免负重运动，保护关节。
- 每次运动时间不宜过长。
- 运动幅度不能过大，用力不要过猛。
- 运动后及时补充水分。
- 运动前排空膀胱。
- 运动中出现任何不适，如阴道出血、头晕、恶心、呕吐、呼吸困难等，应立刻终止运动。

五、产后的健康生活方式

乳母吸烟、饮酒会影响乳汁分泌，烟草中的尼古丁和酒精也可通过乳汁进入婴儿体内，影响婴儿睡眠及精神运动发育。此外，茶和咖啡中的咖啡因有可能造成婴儿兴奋，因此，乳母应避免饮用浓茶和大量咖啡。

- 乳母忌吸烟、饮酒，并防止母亲及婴儿吸入二手烟。
- 乳母应避免饮用浓茶和大量咖啡，以免摄入过多咖啡因。

1. 为了保证良好的哺乳质量，哺乳期妇女应避免饮酒

一些民间习俗认为适量饮酒可增加泌乳量。然而研究显示，母亲饮酒后3~4小时内，泌乳量降低20％。因此，饮酒（包括米酒）不但不能增加泌乳量，反而会抑制乳汁的分泌。

有人认为红酒度数较低，哺乳期妇女可少量饮用以安神。然而红酒中仍然有酒精，而酒精是可以通过乳腺的。若母亲饮酒后随即进行哺乳，酒精会伴随乳汁进入到婴儿体内，但婴儿的肝脏功能尚未成熟，不能对酒精进行充分代谢，血液中存在的酒精便会损害婴儿健康。研究显示，酒精可减少婴儿睡眠时间，由长期饮酒的母亲哺乳的婴儿往往运动发育受损。因此，不建议哺乳期间饮用红酒。

我国有产后吃醪糟煮蛋的习俗，醪糟是糯米发酵制成，容易消化，含有酒精的成分，但煮蛋的烹饪方法已经将大部分酒精挥发掉了，所以产妇可以适量食用。

2. 乳母应严禁吸烟，并防止吸入二手烟

烟草中的尼古丁不仅会影响乳汁分泌，也会随着乳汁进入婴儿体内，因此，乳母应严禁吸烟。

尤其需要注意的是，除了乳母不可吸烟外，同居的其他亲人也应为母

子营造一个良好的生存环境，避免母亲及婴儿吸入二手烟及三手烟。二手烟是指不吸烟者被动地吸收了吸烟者吸烟时所造成的环境中的香烟烟雾；三手烟是指在室内吸取燃点烟草时随着烟雾释放出来的物质，也是被动吸烟的方式，是严重的室内空气污染。

3. 乳母应避免饮用浓茶和大量咖啡

茶叶和咖啡里含有较多的茶碱和咖啡因，这些物质可通过乳腺进入乳汁当中，进而被婴儿摄取，影响婴儿睡眠质量，甚至可引起婴儿烦躁，长期摄入对婴儿神经系统发育不利。

六、中国哺乳期妇女平衡膳食宝塔

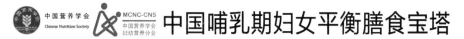

中国营养学会　MCNC-CNS 中国营养学会 妇幼营养分会

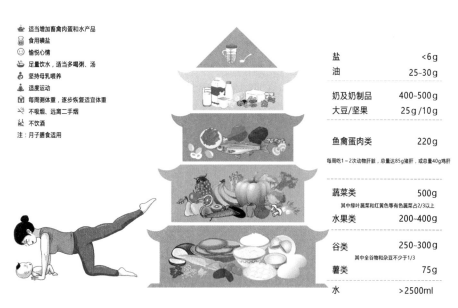

适当增加畜禽肉蛋和水产品
食用碘盐
愉悦心情
足量饮水，适当多喝粥、汤
坚持母乳喂养
适度运动
每周测体重，逐步恢复适宜体重
不吸烟、远离二手烟
不饮酒
注：月子膳食适用

盐	<6g
油	25~30g
奶及奶制品	400~500g
大豆/坚果	25g/10g
鱼禽蛋肉类	220g
每周吃1~2次动物肝脏，总量达85g猪肝，或总量40g鸡肝	
蔬菜类	500g
其中绿叶蔬菜和红黄色等有色蔬菜占2/3以上	
水果类	200~400g
谷类	250~300g
其中全谷物和杂豆不少于1/3	
薯类	75g
水	>2500ml

七、哺乳期妇女一日食谱举例

哺乳期妇女一日食谱1

餐次	食物	展示
早餐	蛋糕100g 五香炖兔腿（兔肉25g） 番茄苹果芝麻蜜（番茄100g，苹果100g，芝麻2g，蜂蜜3g） 银耳莲子羹（银耳5g，莲子10g，大枣5g，枸杞2g）	
上午加餐	核桃15g 香蕉150g	
中餐	芝麻烙饼（面粉50g，芝麻1g） 橙汁蒸鳕鱼（鳕鱼50g，柠檬100g） 萝卜缨拌小豆腐（萝卜缨100g，北豆腐50g） 海米炒小白菜（小白菜100g，海米3g） 玉米老鸭汤（鲜玉米100g，鸭50g）	

续表

餐次	食物	展示
下午加餐	樱桃50g	
晚餐	红小豆米饭（大米75g，红小豆15g） 桂花糯米藕（藕50g，糯米25g，桂花蜂蜜2g） 木须肉（瘦猪肉25g，鸡蛋30g，黄瓜100g，水发木耳10g） 木耳炒西蓝花（西蓝花50g，水发木耳15，大蒜5g） 牛奶麦片粥（牛奶300g，燕麦片50g）	

备注：每日烹调用油25g，碘盐6g

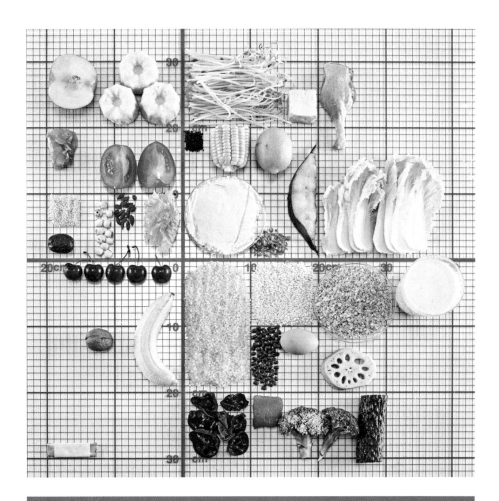

哺乳期妇女一日膳食所需全部生鲜食材展示（食谱1）

上述食谱提供的营养素如下：

能量：2470kcal	蛋白质：103g	脂肪：77g	碳水化合物：342g
维生素C：180mg	维生素A：1446μgRE	维生素E：39mg	维生素B$_1$：1.5mg
维生素B$_2$：1.6mg	烟酸：18mgNE	钙：1014mg	镁：600mg
铁：28mg	硒：72mg	锌：15.6mg	铜：3.6mg
钾：3533mg	锰：11μg	钠：2229mg	磷：1617mg

哺乳期妇女一日食谱2

餐次	食物
早餐	麻汁拌面（面条100g，黄瓜50g，水发木耳15g，芝麻酱10g） 五香鸭胗25g 罗宋蔬菜汤（土豆25g，番茄25g，胡萝卜15g，洋葱15g，卷心菜15g）
上午加餐	酸奶200g 橙子150g

续表

餐次		食物	展示
中 餐		全麦馒头100g	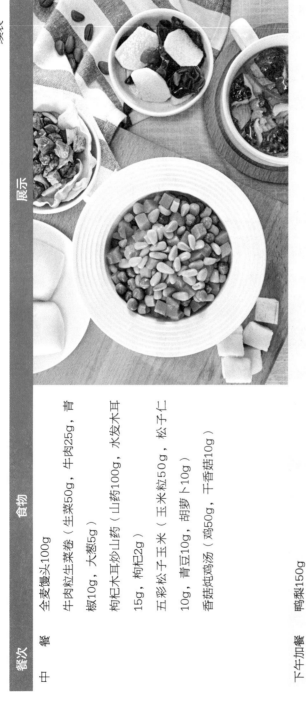
		牛肉粒生菜卷（生菜50g，牛肉25g，青椒10g，大葱5g）	
		枸杞木耳炒山药（山药100g，水发木耳15g，枸杞2g）	
		五彩松子玉米（玉米粒50g，松子仁10g，青豆10g，胡萝卜10g）	
		香菇炖鸡汤（鸡50g，干香菇10g）	
下午加餐		鸭梨150g	

续表

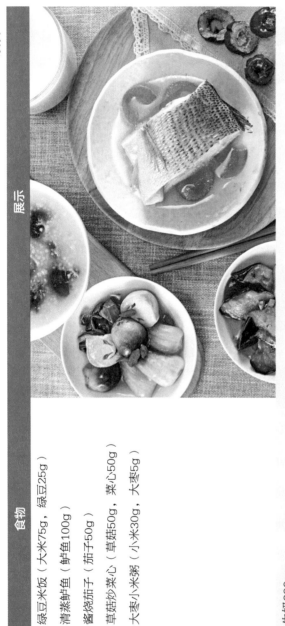

餐次	食物	展示
晚餐	绿豆米饭（大米75g，绿豆25g） 清蒸鲈鱼（鲈鱼100g） 酱烧茄子（茄子50g） 草菇炒菜心（草菇50g，菜心50g） 大枣小米粥（小米30g，大枣5g）	
晚上加餐	牛奶200g	

备注：每日烹调用油25g，碘盐6g

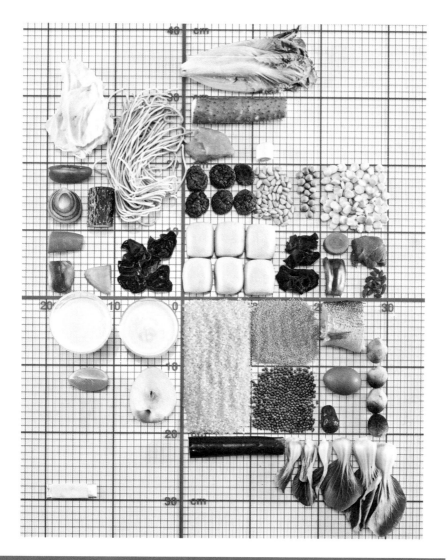

哺乳期妇女一日膳食所需全部生鲜食材展示（食谱2）

上述食谱提供的营养素如下：

能量：2507kcal	蛋白质：115g	脂肪：72g	碳水化合物：350g
维生素C：130mg	维生素A：707μgRE	维生素E：36mg	维生素B₁：1.3mg
维生素B₂：2.0mg	烟酸：29mgNE	钙：1055mg	镁：548mg
铁：29mg	硒：92mg	锌：20mg	铜：3mg
钾：3532mg	锰：7.8μg	钠：2202mg	磷：1799mg

哺乳期妇女一日食谱3

展示

餐次	食物
早 餐	蛋包紫米饭（面粉50g，鸡蛋50g，紫米50g，香肠15g，香菇15g，胡萝卜15g，番茄酱5g） 三鲜拌春笋（春笋50g，香菇20g，青椒15g，红椒15g） 菠菜鸡蛋汤（菠菜25g，鸡蛋10g）
上午加餐	桂圆100g 酸奶100g

续表

餐次	食物	展示
中餐	茴香水饺（面粉100g，猪瘦肉50g，茴香100g） 拌海带豆腐丝（鲜海带50g，豆腐丝30g，胡萝卜15g，大蒜5g）	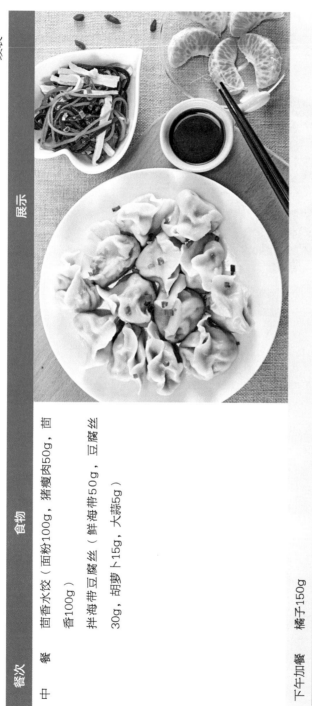
下午加餐	橘子150g	

续表

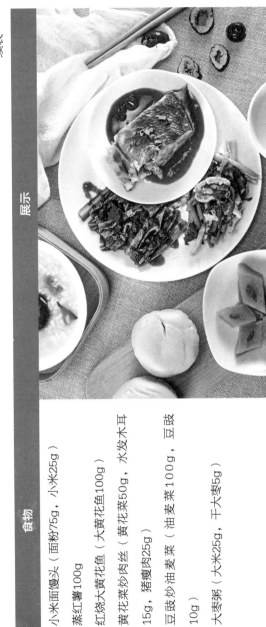

餐次		食物	展示
晚	餐	小米面馒头（面粉75g，小米25g）	
		蒸红薯100g	
		红烧大黄花鱼（大黄花鱼100g）	
		黄花菜炒肉丝（黄花菜50g，水发木耳15g，猪瘦肉25g）	
		豆豉炒油麦菜（油麦菜100g，豆豉10g）	
		大枣粥（大米25g，干大枣5g）	

晚上加餐　牛奶300g

备注：每日烹调用油25g，碘盐6g

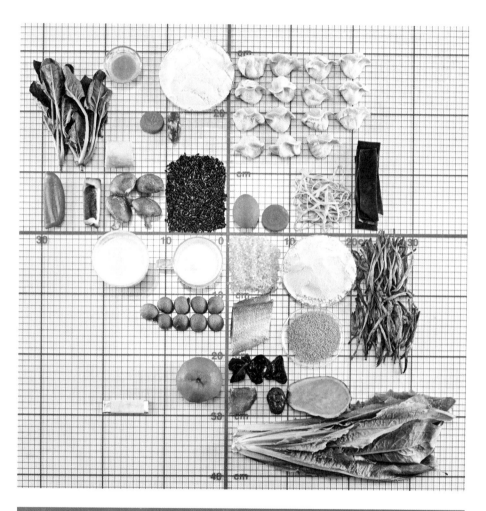

哺乳期妇女一日膳食所需全部生鲜食材展示（食谱3）

上述食谱提供的营养素如下：

能量：2464kcal　　蛋白质：118g　　脂肪：66g　　碳水化合物：349g

维生素C：164mg　　维生素A：1843μgRE　　维生素E：35mg　　维生素B₁：1.9mg

维生素B₂：1.8mg　　烟酸：24mgNE　　钙：1097mg　　镁：598mg

铁：33mg　　硒：105mg　　锌：19.8mg　　铜：2.7mg

钾：3335mg　　锰：8.2μg　　钠：2612mg　　磷：1775mg

第四部分

6 月龄内婴儿
母乳喂养指导

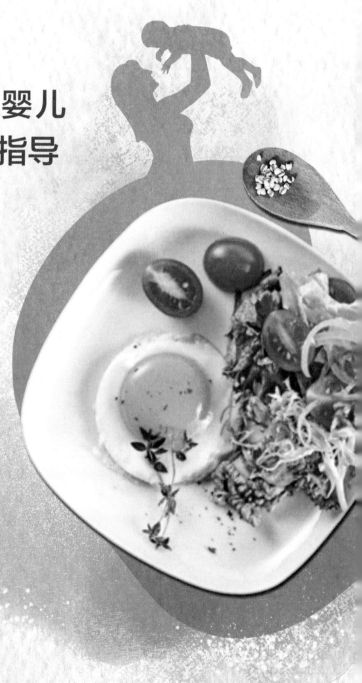

　　0~6月龄是一生中生长发育的第一个高峰期，对能量和营养素的需要高于其他任何时期。但婴儿消化器官和排泄器官发育尚未成熟，功能不健全，对食物的消化吸收能力及代谢废物的排泄能力仍较低。母乳既可提供优质、全面、充足和结构适宜的营养素，满足婴儿生长发育的需要，又能完美地适应其尚未成熟的消化能力，并促进其器官发育和功能成熟。此外，6月龄内婴儿需要完成从宫内依赖母体营养到宫外依赖食物营养的过渡，来自母体的乳汁是完成这一过渡最好的食物，基于任何其他食物的喂养方式都不能与母乳喂养相媲美。母乳喂养能满足婴儿6月龄内全部液体、能量和营养素的需要，母乳中的营养素和多种生物活性物质构成一个特殊的生物系统，为婴儿提供全方位呵护，助其在离开母体子宫的保护后，仍能顺利地适应大自然的生态环境，健康成长。

　　6月龄内婴儿处于1000天机遇窗口期的第二个阶段，营养作为最主要的环境因素，对其生长发育和后续健康持续产生至关重要的影响。母乳中适宜数量的营养物质既能提供婴儿6月龄以内所需要的全部液体、能量和营养素，又能避免过度喂养，使婴儿获得最佳的、健康的生长速率，为一生的健康奠定基础。因此，对6月龄内的婴儿应给予纯母乳喂养。

　　针对我国6月龄内婴儿的喂养需求和可能出现的问题，基于目前已有的充分证据，同时参考世界卫生组织（WHO）、联合国儿童基金会（UNICEF）和其他国际组织的相关建议，提出6月龄内婴儿喂养指南。

- 产后尽早开奶，坚持新生儿第一口食物是母乳。
- 坚持6月龄内纯母乳喂养。
- 顺应喂养，建立良好的生活规律。
- 生后数日开始补充维生素D，不需补钙。
- 婴儿配方食品是不能纯母乳喂养时的无奈选择。
- 监测体格指标，保持健康生长。

新生儿第一口食物应该是母乳

初乳富含营养和免疫活性物质，有助于肠道功能发展，并提供免疫保护。母亲分娩后，应尽早开奶，让婴儿开始吸吮乳头，获得初乳并进一步刺激泌乳、增加乳汁分泌。婴儿出生后第一口食物应是母乳，有利于预防婴儿过敏，并降低发生新生儿黄疸、体重下降和低血糖的风险。此外，让婴儿尽早反复吸吮乳头，是确保纯母乳喂养成功的关键。婴儿出生时，体内具有一定的能量储备，可满足至少3天的代谢需求，因此开奶过程中不用担心新生儿饥饿，可密切关注婴儿体重，体重下降只要不超过出生体重的7%就应坚持纯母乳喂养。温馨环境、愉悦心情、精神鼓励、乳腺按摩等辅助因素，有助于顺利成功开奶。准备母乳喂养应从孕期开始。

- 分娩后尽早开始让婴儿反复吸吮乳头。
- 婴儿出生后的第一口食物应该是母乳。
- 生后体重下降只要不超过出生体重的7%就应坚持纯母乳喂养。
- 婴儿吸吮前不需过分擦拭或消毒乳头。
- 温馨环境、愉悦心情、精神鼓励、乳腺按摩等辅助因素，有助于顺利成功开奶。

1. 如何开奶

如果顺利分娩，母子健康状况良好，婴儿娩出后应尽快吸吮母亲乳头，刺激乳汁分泌并获得初乳。开奶时间越早越好，正常新生儿第一次哺乳应在产房开始。当新生儿娩出断脐和擦干羊水后，即可将其放在母亲身边，与母亲皮肤接触，并开始让婴儿分别吸吮双侧乳头各3~5分钟，可吸吮出初乳数毫升。刚出生的婴儿已具备很强烈的觅食和吸吮反射能力，母亲也十分渴望看见和抚摸自己的婴儿，这种亲子接触有利于乳汁分泌。故新生儿的第一口食物应该是母乳。在正常分娩的情况下，不宜添加糖水和奶粉，以避免降低新生儿吸吮的积极性，也可降低过敏风险。

小贴士

什么叫初乳

分娩后7天内分泌的乳汁称为初乳。初乳呈淡黄色，质地黏稠，含有丰富的营养和免疫活性物质，有助于肠道功能的最初发展，并提供免疫保护，对婴儿十分珍贵。

2. 母乳哺喂方法

哺喂婴儿时，推荐坐着喂奶。两侧乳房轮流喂，吸尽一侧再吸吮另一侧。若一侧乳房奶量已能满足婴儿需要，应将另一侧乳汁用吸奶器吸出。完成喂奶后，不要马上把婴儿平放，应将婴儿竖直抱起，头靠在妈妈肩上，轻拍背部，排出吞入胃里的空气，以防止溢奶。

3. 如何促进乳汁分泌

婴儿出生后应尽早让其吸吮母乳，勤吸吮（每侧乳头每隔2~3小时要得到吸吮一次）；必要时（如婴儿吸吮次数有限时），可以通过吸奶泵辅助，增加吸奶次数。母亲身体状况和营养摄入是乳汁分泌的前提，因此分娩后要合理安排产妇休息、饮食和宝宝喂哺，处理好休息、进餐与亲子接触、吸吮母乳之间的关系。精神放松、心理愉快是成功母乳喂养的重要条件，产妇应从生产的辛苦中多体会生育的幸福，愉悦心情，享受哺喂和亲子互动。此外，在孕期就需要充分认识母乳喂养的重要性，并得到周围亲朋、家人的鼓励和支持，这也是成功母乳喂养的必需环境。

4. 如何判断乳汁分泌量是否充足

可以通过以下几种情况来判断乳汁分泌充足：婴儿每天能够得到8~12次较为满足的母乳喂养；哺喂时，婴儿有节律地吸吮，并可听见明显的吞咽声。出生后最初2天，婴儿每天至少排尿一两次；如果尿液中有粉红色尿酸盐结晶，应在出生后第3天消失；从出生后第3天开始，每24小时排尿应达到6~8次。出生后每24小时至少排便三四次，每次大便应多于1大汤匙。出生第3天后，每天可排软、黄便4~10次。

二、坚持6月龄内纯母乳喂养

母乳是婴儿最理想的食物，纯母乳喂养能满足婴儿6月龄以内所需要的全部液体、能量和营养素。此外，母乳有利于肠道健康微生态环境建立和肠道功能成熟，降低感染性疾病和过敏发生的风险。母乳喂养营造母子情感交流的环境，给婴儿最大的安全感，有利于婴儿心理行为和情感发展；母乳是最佳的营养支持，母乳喂养的婴儿最聪明。母乳喂养经济、安全又方便，同时有利于避免母体产后体脂量滞留，并降低母体发生乳腺癌、卵巢癌和2型糖尿病的风险。应坚持纯母乳喂养6个月。母乳喂养需要全社会的努力，专业人员的技术指导，家庭、社区和工作单位应积极支持，并充分利用政策和法律保护母乳喂养。

- 纯母乳喂养能满足婴儿6月龄以内所需要的全部液体、能量和营养素，应坚持纯母乳喂养6个月。
- 按需喂奶，两侧乳房交替喂养；每天喂奶6~8次或更多。
- 坚持让婴儿直接吸吮母乳，尽可能不使用奶瓶间接喂哺人工挤出的母乳。
- 特殊情况需要在满6月龄前添加辅食者，应咨询医生或其他专业人员后谨慎做出决定。

1. 如何判断母乳摄入量

婴儿摄乳量受到多种因素的影响，但主要取决于婴儿自身的营养需要。母乳喂养时，不需要将乳汁挤出称重来估计婴儿的摄乳量，可通过观察婴儿情绪或尿量来判断母乳摄入是否充足。一般来讲，如果婴儿每天能尿湿5、6个纸尿裤，就说明婴儿是能吃饱的。此外，可通过称量婴儿摄乳前后的体重来判断。婴儿体格生长可灵敏反映婴儿的喂养状态，可通过婴儿生长发育情况，来判定婴儿较长一段时期的摄乳量。定期测身长、体重、头围，标记在WHO儿童成长曲线上，就可判断婴儿的成长是否正常。只要婴儿生长发育正常，就说明其饮食量足够。

2. 需要间接哺乳的时机和正确方法

虽然母乳充足，但在有些情况下，乳母无法确保在婴儿饥饿时能直接喂哺婴儿，如危重早产儿、乳母上班期间等，此时只能采用间接哺喂方式。需要间接哺乳时，建议乳母用吸奶泵定时将母乳吸出并储存于冰箱或冰盒内，在一定时间内用奶瓶喂给婴儿。吸出母乳的保存条件和允许保存时间见表9。

表9　吸出母乳的保存条件和允许保存时间

保存条件和温度要求	允许保存时间
室温保存	
室温存放（20~30℃）	4小时
冷藏	
存储于便携式保温冰盒内（15℃以上）	24小时
储存于冰箱保鲜区（4℃左右）	48小时
储存于冰箱保鲜区，但经常开关冰箱门（4℃以上）	24小时
冷冻	
冷冻室温度保持于−15~−5℃	3~6个月
低温冷冻（低于−20℃）	6~12个月

母乳保存和使用时需要注意的事项：

● 保存母乳时，无论室温、冷藏或冷冻保存，均需使用一次性储奶袋或储奶瓶，或者使用经过严格消毒的储奶瓶。冷冻保存母乳时不要使用玻璃瓶，以防冻裂。保存母乳时，要详细记录取奶时间。

● 冷冻保存的母乳，使用前宜置于冰箱冷藏室解冻，注意在冷藏室时间不要超过24小时。解冻的母乳不宜再次冷冻。

● 保存的母乳使用前，先将储奶袋或储奶瓶置于温水加热，再倒入喂养奶瓶。对早产儿，可在储存母乳倒入喂养奶瓶后，加入母乳添加剂，混匀溶解再喂哺婴儿。

三、顺应喂养，建立良好的生活规律

母乳喂养应顺应婴儿胃肠道成熟和生长发育过程，从按需喂养模式到规律喂养模式递进。婴儿饥饿是按需喂养的基础，饥饿引起哭闹时应及时喂哺，不要强求喂奶次数和时间，特别是3月龄以前的婴儿。婴儿生后2~4周就基本建立了自己的进食规律，家属应明确感知其进食规律的时间信息。随着月龄增加，婴儿胃容量逐渐增加，单次摄乳量也随之增加，哺喂间隔则会相应延长，喂奶次数减少，逐渐建立起规律哺喂的良好饮食习惯。

● 母乳喂养应从按需喂养模式到规律喂养模式递进。

● 饥饿引起哭闹时应及时喂哺，不要强求喂奶次数和时间，但一般每天喂奶的次数可能在8次以上，出生后最初会在10次以上。

● 随着婴儿月龄增加，逐渐减少喂奶次数，建立规律哺喂的良好饮食习惯。

● 婴儿异常哭闹时，应考虑非饥饿原因，应积极就医。

1. 如何判断婴儿因饥饿哭闹

婴儿生后最初几周内，鼓励妈妈每24小时进行8~12次喂养。若母乳喂养适宜，喂养次数可降至每24小时8次，最长夜间无喂养睡眠可达5小时。婴儿饥饿的早期表现包括警觉、身体活动增加、脸部表情增加，后续表现才是哭闹。除饥饿外，婴儿胃肠道不适或其他身体不舒服，甚至婴儿情绪不佳也会表现出不同状态的哭闹。如果婴儿哭闹明显不符平日进食规律，应该首先排除非饥饿原因。非饥饿原因引起的哭闹无法通过哺喂得到完全安抚，增加哺喂次数只能缓解婴儿的焦躁心理，并不能解决根本问题，应及时就医。

2. 母乳喂养适宜的表现

①每天8~12次母乳喂养；②每次喂养完，至少一侧乳房已排空；③孩子哺乳时，有节律的吸吮伴有听得见的吞咽声音；④出生后头两天，婴儿至少排尿一两次；⑤如果尿液中存在粉红色尿酸盐结晶，应在生后第3天消失；⑥生后第3天开始，每24小时排尿应达到6~8次；⑦每24小时至少排便三四次；⑧每次大便应多于1大汤匙；⑨第3天后，每天可排软黄便达4~10次。

四、哺乳期婴儿的营养补充

母乳中维生素D含量低，母乳喂养儿不能通过母乳获得足量的维生素D。适宜的阳光照射会促进皮肤中维生素D的合成，但鉴于养育方式的限制，阳光照射可能不是6月龄内婴儿获得维生素D的最方便途径。

- 婴儿出生后数日就应开始每日补充维生素D 10μg（400IU）。
- 纯母乳喂养能满足婴儿骨骼生长对钙的需求，不需额外补钙。
- 推荐新生儿出生后补充维生素K（肌内注射维生素K_1 1mg），特别是剖宫产的新生儿。

1. 如何给婴儿补充维生素 D

要让婴儿通过阳光照射获得足量维生素D，需要做到以下几个方面：阳光充足，皮肤暴露范围足够，阳光暴露时间充足。显然这些要求受当地季节、居住地纬度、环境污染等条件的影响。即使季节、气候等允许，也要注意阳光中的高能蓝光可以透过晶状体，到达婴儿视网膜，对婴儿视觉产生不利影响；再者婴儿皮肤娇嫩，过早暴露在日光照射下也可能会对婴儿皮肤造成损害。相比较而言，通过维生素D补充剂来补充，难度小，可靠性高。

在婴儿出生后2周左右，采用维生素D油剂或乳化水剂，每日补充维生素D 10μg（400IU），可在母乳喂养前将滴剂定量滴入婴儿口中，然后再进行母乳喂养。对于每日口服补充维生素D有困难者，可每周或者每月口服一次相当剂量的维生素D。配方奶粉喂养的婴儿通过合乎国家标准的配方食品，能获得足量的维生素D，不需要再额外补充。每日10μg（400IU）的维生素D可满足婴儿在完全不接触日光照射情况下的维生素D的需要，因此这一补充量对北方地区、冬季或梅雨季节的婴儿都是基本充足的。

2. 如何给新生儿和婴儿补充维生素 K

母乳中维生素K的含量较低。新生儿（特别是剖宫产的新生儿）肠道菌群不能及时建立，无法合成足够的维生素K；大量使用抗生素的婴儿，肠道菌群可能被破坏，会面临维生素K缺乏风险。母乳喂养儿从出生到3月龄，可每日口服维生素K_1 25μg，也可采用出生后口服维生素K_1 2mg，然后到1周和1个月时再分别口服5mg，共3次；也可由专业人员给新生儿每日肌内注射维生素K_1 1~5mg，连续3天，可有效预防新生儿维生素K缺乏性出血症的发生。合格的配方奶粉中添加了足量的维生素K_1，使用婴儿配方奶粉喂养的混合喂养儿和人工喂养儿，一般不需要额外补充维生素K。

五、婴儿配方食品是不能纯母乳喂养时的无奈选择

由于婴儿患有某些代谢性疾病、乳母患有某些传染性或精神性疾病、乳汁分泌不足或无乳汁分泌等原因，不能用纯母乳喂养婴儿时，建议首选适合6月龄内婴儿的配方奶喂养，不宜直接用普通液态奶、成人奶粉、蛋白粉、豆奶粉等喂养婴儿。任何婴儿配方奶都不能与母乳相媲美，只能作为纯母乳喂养失败后无奈的选择，或者6月龄后对母乳的补充。若有条件进行母乳喂养，却在6月龄前放弃母乳喂养而选择婴儿配方奶，对婴儿的健康不利。

- 任何婴儿配方奶都不能与母乳相媲美，只能作为母乳喂养失败后的无奈选择，或母乳不足时对母乳的补充。
- 以下情况很可能不宜母乳喂养或用常规方法进行母乳喂养，需要采用适当的喂养方法如配方奶喂养，具体患病情况、母乳喂养禁忌和适用的喂养方案，请咨询医师或营养师：①婴儿患病；②母亲患病；③母亲因各种原因摄入药物和化学物质；④经专业人员指导和各种努力后，乳汁分泌仍不足。
- 不宜直接用普通液态奶、成人奶粉、蛋白粉、豆奶粉等喂养6月龄内婴儿。

1. 什么是婴儿配方食品

婴儿配方食品也常被称为婴儿配方奶，是参考婴幼儿营养需要和母乳成分研究资料，以牛奶或羊奶、大豆蛋白或谷类食物等为基础原料，经过一定配方设计和工艺处理而生产的，用于喂养不同生长发育阶段和健康状况婴儿的食品。由于婴儿配方食品多为乳粉（再冲调为乳液喂养婴儿）或可直接喂养婴儿的液态乳，所以又常称为婴儿配方乳或婴儿配方奶。由于

经过了一定的配方设计（食物成分调整和营养素强化），在婴儿喂养中，与普通牛羊乳或其他普通食品相比，婴儿配方食品具有很强的优势。但必须强调的是，无论经过怎样的配方设计和先进研发，任何婴儿配方奶都不能与母乳相媲美。婴儿配方食品归根结底仍然是一种食品，对于得不到母乳喂养的婴儿，可以减少一些用牛羊乳或其他食品直接喂养婴儿的缺陷。

2. 婴儿配方食品的常见种类

婴儿配方食品根据适用对象不同主要分为以下几类：

● 婴儿配方食品：适用于0~12月龄婴儿食用，作为母乳替代品，其营养成分能满足0~6月龄正常婴儿的营养需要。

● 较大婴儿和幼儿配方食品：适用于6月龄以后婴儿和幼儿食用，作为其混合食物中的组成部分。

● 特殊医学用途配方食品：适用于生理上有特殊需要或患有代谢疾病的婴儿。例如为早产儿、先天性代谢缺陷儿（如苯丙酮酸尿症）设计的配方食品，为乳糖不耐受儿设计的无乳糖配方食品，为预防和治疗牛乳过敏儿设计的水解蛋白配方或其他不含牛奶蛋白的配方食品等。水解蛋白质配方又分为适度（部分）水解蛋白质配方奶粉、深度水解蛋白配方奶粉和完全水解的氨基酸配方奶粉。

3. 为什么婴儿配方食品不能与母乳媲美

虽然婴儿配方食品都经过一定配方设计和工艺加工，保证了部分营养素的数量和比例接近母乳，但却无法模拟母乳中一整套完美独特的营养和生物活性成分体系，如低聚糖、铁蛋白和免疫球蛋白等以及很多未知的活性成分。母乳喂养的婴儿可以随母乳体验母亲摄入膳食中各种食物的味道，对婴儿饮食心理和接受各种天然食物有很大帮助，这也是配方奶粉无法模拟的。此外，母乳喂养过程和奶瓶喂养过程给予婴儿的心理和智力体验是完全不同。虽然婴儿配方奶粉能基本满足0~6月龄婴儿生长发育的营养需求，但完全不能与母乳相媲美。**6月龄前放弃母乳喂养而选择婴儿配方食品，对婴儿的健康是不利的。**

六、监测体格指标，保持健康生长

身长和体重是反映婴儿喂养和营养状况的直观指标。疾病或喂养不当、营养不足会使婴儿生长缓慢或停滞。6月龄前婴儿应每半个月测一次身长和体重，病后恢复期可增加测量次数，并选用世界卫生组织的"儿童生长曲线"判断婴儿是否得到正确、合理喂养。婴儿生长有其自身规律，过快、过慢生长都不利于儿童远期健康。婴儿生长存在个体差异，也有阶段性波动，不必相互攀比生长指标。母乳喂养儿体重增长可能低于配方奶喂养儿，只要处于正常的生长曲线轨迹，即是健康的生长状态。

- 身长和体重是反映婴儿喂养和营养状况的直观指标。
- 6月龄前婴儿每半个月测量一次身长和体重，病后恢复期可增加测量次数。
- 选用世界卫生组织的"儿童生长曲线"判断生长状况。
- 出生体重正常婴儿的最佳生长模式是基本维持其出生时在群体中的分布水平。
- 婴儿生长有自身规律，不宜追求参考值上限。

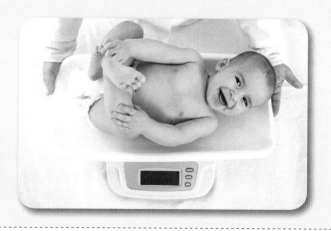

1. 如何测量婴儿/幼儿的体重和身长

体重是判定婴幼儿体格生长和营养状况的重要指标，也是婴幼儿定期健康体检的重要检查项目之一。在社区卫生服务中心等医疗机构都有专用的婴儿体重秤，其测量精度高，分辨率为5g，可以准确测量婴幼儿体重，及时发现体重变化。测体重时最好空腹，排大小便，尽量脱去衣裤、鞋帽、尿布等，最好能连续测量两次，两次间的差异不应超过10g。在家中给婴幼儿称体重时，如有条件也最好使用专用婴儿体重秤。如条件有限，也可由家长抱着婴幼儿站在家用体重秤上称体重，再减去大人的体重，即为婴幼儿的体重。由于普通家用体重秤测量误差在100g左右，所以采用这种方法不能准确得知婴幼儿在短期内的体重增长，而只是适用于观察较长时间后的体重变化。

2岁以下婴幼儿应躺着量身长，身长为头、脊柱和下肢长的总和。社区卫生服务中心等医疗机构有专用的婴幼儿身长测量床。婴幼儿在测量身长前应先脱去鞋、袜、帽子、头饰、外衣裤。让婴幼儿仰躺在量床上，请助手或家长扶住婴幼儿头部，头顶顶住量床顶板，测量者注意让婴幼儿保持全身伸直，左手按直婴幼儿的双膝部，使两下肢伸直、并拢并紧贴量床的底板，右手推动量床测量滑板，使滑板紧贴婴幼儿的足底，并使量床两侧测量值一致，然后读取数值，精确到0.1cm。最好能连续测量两次，两次相差不能超过0.4cm。在家里测量时，可以让婴幼儿躺在桌上或木板床上，在桌面或床沿贴上一软尺。在婴幼儿的头顶和足底分别放上两块硬纸板，读取头板内侧至足板内侧的长度，即为婴幼儿的身长。

2. 如何评价婴儿/幼儿生长发育状况

对于婴儿/幼儿的生长发育情况可参考世界卫生组织2006年生长标准数据（表10），利用Z评分指标进行评价（实测值与参考人群中位数之间的差值和参考人群标准差相比，所得比值就是Z评分）。

常用的Z评分指标有：

- 年龄别身高/身长Z评分：儿童身高/身长实测值与同年龄同性别参考儿童身高/身长中位数之间的差值和参考人群标准差相比，所得比值就是年龄别身高/身长Z评分。

- 年龄别体重Z评分：儿童体重实测值与同年龄同性别参考儿童体重中位数之间的差值和同年龄同性别参考儿童体重标准差相比，所得比值就是年龄别体重Z评分。

- 身高/身长别体重Z评分：儿童体重实测值与同性别同身高/身长儿童体重中位数之间的差值和同性别同身高/身长儿童体重标准差相比，所得比值就是身高/身长别体重Z评分。

- 年龄别体质指数（BMI）Z评分：儿童BMI计算值与同年龄同性别儿童BMI中位数之间的差值和同年龄同性别儿童BMI标准差相比，所得比值就是年龄别BMI Z评分。

表10 5岁以下儿童生长状况判定的Z评分界值

Z评分	年龄别身高/ 身长Z评分	年龄别体重 Z评分	身高/身长别体重 Z评分	年龄别BMI Z评分
>3	—	—	肥胖	肥胖
>2	—	—	超重	超重
<-2	生长迟缓	低体重	消瘦	消瘦
<-3	重度生长迟缓	重度低体重	重度消瘦	重度消瘦

3. 为什么婴幼儿的生长不宜追求参考值的上限

每个婴儿出生体重不同，由于遗传和环境因素的影响，出生后增长速度和生长轨迹都不可能完全一样。在喂养得当、营养充分、健康良好的情况下，儿童的生长发育水平有一定的分布范围。生长曲线和参考值是基于大部分儿童的生长发育数据推算的范围，是群体研究结果。每一个儿童都会有其自己的生长曲线，其曲线一般都会处于推荐的参考值范围内，但并不是每个儿童的生长曲线都一定处于平均水平或上游水平。参考值的上限指的是同龄儿童中处于上游2%或3%的水平，显然不可能所有的儿童都处于这样的水平。大部分儿童的生长指标都会比较接近均值或中位数（P_{50}）水平，但均值或中位数水平也不是每个儿童的生长目标。因此，评价某一个儿童的生长时，应将其现在的情况与以往进行比较，尤其是以其出生时的状况为基准，观察其发育动态，才更有意义。总之，不要将某个婴儿的生长指标与参考值的上限相比，也不要与平均水平相比，更不要与邻家孩子的生长相比。

温馨提示： 母乳喂养的婴儿体重增长可能低于配方奶粉喂养的儿童，但是这种生长模式有利于儿童一生健康。

七、中国6月龄内婴儿母乳喂养关键推荐示意图

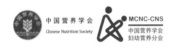

中国6月龄内婴儿母乳喂养关键推荐示意图

- 尽早开奶
- 第一口吃母乳
- 纯母乳喂养
- 每日补充维生素D 400IU
- 不需要补钙
- 顺应喂养
- 婴儿配方奶不是理想食物
- 定期体格测量

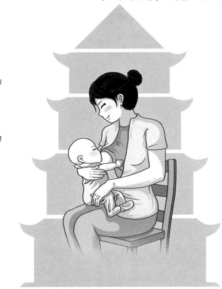

第五部分

7～24 月龄
婴幼儿喂养指导

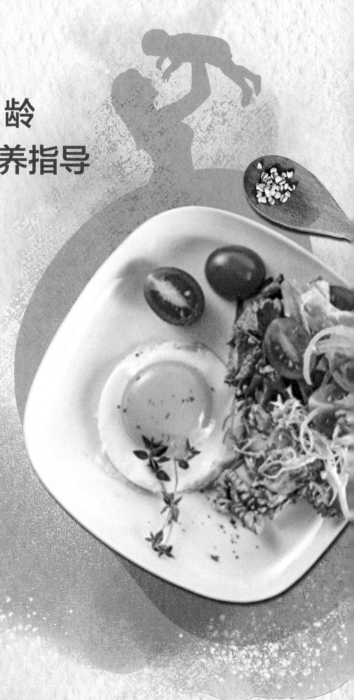

本书中所称7~24月龄婴幼儿是指满6月龄（出生180天后）至2周岁内（24月龄内）的婴幼儿。

对于7~24月龄婴幼儿，母乳仍然是重要的营养来源，但单一的母乳喂养已经不能完全满足其对能量以及营养素的需求，必须引入其他营养丰富的食物。与此同时，7~24月龄婴幼儿胃肠道等消化器官的发育、感知觉以及认知行为能力的发展，也需要其有机会通过接触、感受和尝试，逐步体验和适应多样化的食物，从被动接受喂养转变到自主进食。这一过程从婴儿7月龄开始，到24月龄时完成。这一年龄段婴幼儿的特殊性还在于，父母及喂养者的喂养行为对其营养和饮食行为有显著的影响。顺应婴幼儿需求喂养，有助于健康饮食习惯的形成，并具有长期而深远的影响。

7~24月龄婴幼儿处于1000日机遇窗口期的第三阶段，适宜的营养和喂养不仅关系到近期的生长发育，也关系到长期的健康。针对我国7~24月龄婴幼儿营养和喂养的需求，以及可能出现的问题，基于目前已有的证据，同时参考WHO等的相关建议，提出7~24月龄婴幼儿的喂养指南。

- 继续母乳喂养，满6月龄起添加辅食。
- 从富含铁的泥糊状食物开始，逐步添加达到食物多样。
- 提倡顺应喂养，鼓励但不强迫进食。
- 辅食不加调味品，尽量减少糖和盐的摄入。
- 注重饮食卫生和进食安全。
- 定期监测体格指标，追求健康生长。

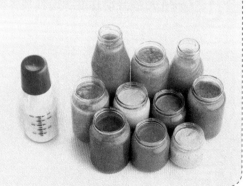

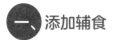

一、添加辅食

母乳仍然可以为满6月龄（出生180天）后婴幼儿提供部分能量，优质蛋白质、钙等重要营养素，以及各种免疫保护因子等。继续母乳喂养也仍然有助于促进母子间的亲密连接，促进婴幼儿发育。因此，7~24月龄婴幼儿应继续母乳喂养。不能母乳喂养或母乳不足时，需要以配方奶作为母乳的补充。

婴儿满6月龄时，胃肠道等消化器官已相对发育完善，可消化母乳以外的多样化食物。同时，婴儿的口腔运动功能，味觉、嗅觉、触觉等感知觉，以及心理、认知和行为能力也已准备好接受新的食物。此时开始添加辅食，不仅能满足婴儿的营养需求，也能满足其心理需求，并促进其感知觉、心理及认知和行为能力的发展。

- 婴儿满6月龄后仍需继续母乳喂养，并逐渐引入各种食物。
- 辅食是指除母乳和（或）配方奶以外的其他各种性状的食物。
- 有特殊需要时须在医生的指导下调整辅食添加时间。
- 不能母乳喂养或母乳不足的婴幼儿，应选择配方奶作为母乳的补充。

1. 7~24 月龄婴幼儿继续母乳喂养有什么好处

婴儿满6月龄后仍然可以从继续母乳喂养中获得能量以及各种重要营养素，还有抗体、母乳低聚糖等各种免疫保护因子。近年来的研究显示，母乳不仅是一种食物，还是一个包含多种生物活性物质的功能性和动态性生物活性系统，母乳中存在的多种生物活性蛋白如乳铁蛋白、细胞因子和生长因子等能够促进胃肠道发育，调节免疫功能。人乳中的活性脂参与中枢神经系统的髓鞘形成、轴突和神经胶质之间的交互作用、突触信号传导中的钙离子内流以及长时程增强作用。母乳中的低聚糖作为一种益生元，能促进肠道内双歧杆菌的生长；母乳中还含有干细胞（hBSCs），呈现类似于人胚胎干细胞（hESCs）的多向分化潜能。母乳中的这一生物活性系统通过促进胃肠道发育、调节免疫以及有利于认知发展等作用，全面促进儿童健康。

7~24月龄婴幼儿继续母乳喂养可显著减少腹泻、中耳炎、肺炎等感染性疾病风险，还可减少婴幼儿食物过敏、特应性皮炎等过敏性疾病风险。此外，母乳喂养婴儿到成人期时，身高更高、肥胖及各种代谢性疾病明显减少。与此同时，继续母乳喂养还可增进母子间的情感连接，促进婴幼儿神经、心理发育，母乳喂养时间越长，母婴双方的获益越多。另外，近年来的研究发现了母乳喂养越来越多的优点，如1岁内婴儿母乳喂养可降低婴儿猝死综合征的发生率；对于较大儿童来说，母乳喂养婴儿将来患1型和2型糖尿病、淋巴瘤、白血病、霍奇金病以及高胆固醇血症等慢性疾病的概率降低；母乳喂养还有利于母亲体质的恢复和减轻体重，降低母亲罹患乳腺癌、卵巢癌和子宫内膜癌的风险，降低母亲患糖尿病、骨质疏松等代谢性疾病的风险以及改善母亲情绪等，同时，母乳喂养的优势还体现在保护环境、利于社会以及经济发展等方面。因此，7~24月龄婴儿应继续母乳喂养，并可持续到2岁或以上。

2. 辅食的定义

本书定义：辅食为除母乳和（或）配方奶以外的其他各种性状的食物，包括各种天然的固体、液体食物，以及商品化食物。

WHO对辅食的定义：除母乳以外任何的食物和（或）饮料（包括婴儿配方奶、较大婴儿配方奶和水）。

美国儿科学会（American Academy of Pediatrics）对辅食的定义：除母乳以外任何含有营养素的食物和（或）饮料（包括婴儿配方奶、较大婴儿配方奶，但不包括水）。

欧洲儿科胃肠肝病和营养学会（European Society for Pediatric

Gastroenterology Hepatology and Nutrition）对辅食的定义：除母乳和母乳替代品外所有的固体和（或）液体食物（不包括婴儿配方奶和较大婴儿配方奶）。

为倡导母乳喂养，减少大众对婴儿配方奶的误解，本书强调配方奶是母乳替代品，不是辅食。如母乳充足，婴儿满6月龄后不应该添加配方奶，而是必须引入其他各种有营养的食物作为辅食。

3. 为什么强调在6月龄时添加辅食

婴儿满6月龄（出生180天）时是添加辅食的最佳时机。婴儿满6月龄后，纯母乳喂养已无法再提供足够的能量，还有铁、锌、维生素A等关键营养素，因而必须在继续母乳喂养的基础上引入各种营养丰富的食物。在这一时期添加辅食也与婴儿的口腔运动能力，及其对不同口味、不同质地食物的接受能力相一致。

过早添加辅食，容易因婴儿消化系统不成熟而引发胃肠不适，进而导致喂养困难或增加感染、过敏等风险。过早添加辅食也是母乳喂养提前终止的重要原因，并且是儿童和成人期肥胖的重要风险因素。过早添加辅食还可能因进食时的不愉快经历，影响婴幼儿长期的进食行为。

过晚添加辅食，则增加婴幼儿蛋白质、铁、锌、碘、维生素A等缺乏的风险，进而导致营养不良以及缺铁性贫血等各种营养缺乏性疾病，并造成长期不可逆的不良影响。过晚添加辅食也可能造成喂养困难，增加食物过敏风险等。

少数婴儿可能由于疾病等各种特殊情况而需要提前或推迟添加辅食。这些婴儿必须在医生的指导下选择辅食添加时间，但一定不能早于满4月龄前，并在满6月龄后尽快添加。

总之添加辅食的目的除了补充单纯母乳喂养不能提供的营养素外，还在于让婴儿在关键期接受各种食物的味道和不同的质地，以利于将来正常饮食行为的培养，同时可以锻炼婴儿的咀嚼和吞咽能力，有利于面部骨骼、肌肉的发育和语言的发展。

4. 7~24 月龄婴儿的母乳喂养量是多少

为了保证能量及蛋白质、钙等重要营养素的供给，7~9月龄婴儿每天的母乳量应不低于600ml，每天应保证母乳喂养不少于4次；10~12月龄婴儿每天母乳量约600ml，每天应母乳喂养4次；而13~24月龄幼儿每天母乳量约500ml，每天母乳喂养不超过4次。需要注意的是，7月龄以后的母乳喂养尽量不要在夜间进行。对于母乳不足或不能母乳喂养的婴幼儿，满6月龄后需要继续以配方奶作为母乳的补充。

5. 如何为 7~24 月龄婴幼儿选择乳制品

普通鲜奶、酸奶、奶酪等的蛋白质和矿物质含量远高于母乳，会增加婴幼儿肾脏负担，故不宜喂给7~12月龄婴儿，13~24月龄幼儿可以将其作为食物多样化的一部分而逐渐尝试，但建议少量进食为宜，不能以此完全替代母乳和（或）配方奶。普通豆奶粉、蛋白粉的营养成分不同于配方奶，也与鲜奶等奶制品有较大差异，不建议作为婴幼儿食品。无乳糖大豆基配方奶可作为婴幼儿慢性迁延性腹泻时的治疗饮食，但应在医生指导下短期应用。对于牛奶蛋白过敏的婴儿也应在医生的指导下科学选择特殊医学用途的配方食品。

二、逐步达到食物多样

7~12月龄婴儿所需能量约1/3~1/2来自辅食，13~24月龄幼儿约1/2~2/3的能量来自辅食，而婴幼儿来自辅食的铁更高达99%。因而婴儿最先添加的辅食应该是富铁的高能量食物，如强化铁的婴儿米粉、肉泥等。在此基础上逐渐引入其他不同种类的食物，以提供不同的营养素。

辅食添加的原则：每次只添加一种新食物，由少到多、由稀到稠、由细到粗，循序渐进。从一种富铁泥糊状食物开始，如强化铁的婴儿米粉、肉泥等，逐渐增加食物种类，逐渐过渡到半固体或固体食物，如烂面、肉末、碎菜、水果粒等。每引入一种新的食物应适应2~3天，密切观察是否出现呕吐、腹泻、皮疹等不良反应，适应一种食物后再添加其他新的食物。

- 随母乳量减少，逐渐增加辅食量。
- 首先添加强化铁的婴儿米粉、肉泥等富铁的泥糊状食物。
- 每次只引入一种新的食物，逐步达到食物多样化。
- 从泥糊状食物开始，逐渐过渡到固体食物。
- 辅食应适量添加植物油。

1. 7~9月龄婴儿如何添加辅食

7~9月龄属于辅食添加开始阶段，主要是让婴儿适应新的食物并逐渐增加进食量。添加辅食应在婴儿健康且情绪良好时开始，遵照辅食添加原则，循序渐进。

为了保证喂养质量，建议刚开始添加辅食时，先母乳喂养，婴儿半饱时再喂辅食，然后再根据需要哺乳。随着婴儿辅食量增加，满7月龄时，多数婴儿的辅食喂养可以成为单独一餐，随后过渡到辅食喂养与哺乳间隔的模式。每天母乳喂养4~6次，辅食喂养2~3次。不能母乳喂养或母乳不足时应选择合适的较大婴儿配方奶作为补充。合理安排婴儿的作息时间，包括睡眠、进食和活动时间等，尽量将辅食喂养安排在与家人进食时间相近或相同时，以便以后婴儿能与家人共同进餐。

刚开始添加辅食时，可选择强化铁的婴儿米粉，用母乳、配方奶或水冲调成稍稀的泥糊状（能用小勺舀起而不会很快滴落）。由于进食技能不足，婴儿刚开始学习接受小勺喂养时，只会舔吮，甚至将食物推出、吐出，需要慢慢练习。可以用小勺舀起少量米糊放在婴儿一侧嘴角让其吮舔。切忌将小勺直接塞进婴儿嘴里，令其有窒息感，产生不良的进食体验。第一次只需尝试1小勺，第一天可以尝试1~2次。第二天视婴儿情况增加进食量或进食次数。观察2~3天，如婴儿适应良好就可再引入一种新的食物，如蛋黄泥、肉泥等富铁食物。在婴儿适应多种食物后可以混合喂养，如米粉拌蛋黄、肉泥蛋羹等。

在给7~9月龄婴儿引入新的食物时应特别注意观察是否有食物过敏现象。如在尝试某种新的食物的1~2天内出现呕吐、腹泻、湿疹等不良反应，须及时停止喂养，待症状消失后再从小量开始尝试，若仍出现同样的不良反应，应尽快咨询医生，确认是否食物过敏。

对于婴儿偶尔出现的呕吐、腹泻、湿疹等不良反应，不能确定与新引入的食物相关时，不能简单地认为婴儿不适应此种食物而不再添加。婴儿患病时也应暂停引入新的食物，已经适应的食物可以继续喂养。

7~9月龄婴儿需每天保持600ml以上的奶量，并优先添加富铁食物，如强化铁的婴儿米粉等，逐渐达到每天1个蛋黄和（或）鸡蛋（如果蛋黄适应良好就可尝试蛋白）和50g肉禽鱼，其他谷物类、蔬菜、水果的添加量根据婴儿需要而定。如婴儿对蛋黄和（或）鸡蛋过敏，在回避鸡蛋的同时应再增加肉类30g。如婴儿辅食以谷物类、蔬菜、水果等植物性食物为主，需要额外添加约5~10g油脂，推荐以富含α-亚麻酸的植物油为首选，如亚麻籽油、核桃油等。7~9月龄婴儿的辅食质地应该从刚开始的泥糊状，逐渐过渡到9月龄时带有小颗粒的厚粥、烂面、肉末、碎菜等。

2. 10~12月龄婴儿如何添加辅食

10~12月龄婴儿已经尝试并适应多种种类的食物，这一阶段应在继续扩大婴儿食物种类的同时，关注于增加食物的稠厚度和粗糙度，并注重培养婴儿对食物和进食的兴趣。

10~12月龄婴儿的辅食质地应该比前期加厚、加粗，带有一定的小颗粒，并可尝试块状的食物。绝大多数婴儿会在12月龄前萌出第一颗乳牙，可以帮助婴儿啃咬食物。因此，此阶段婴儿的乳磨牙均未萌出，但婴儿牙床可以磨碎较软的小颗粒食物。尝试颗粒状食物可促使婴儿多咀嚼，有利于牙齿的萌出。

合理安排10~12月龄婴儿的睡眠、进食和活动时间，每天哺乳3~4次，辅食喂养2~3次。辅食喂养时间安排在家人进餐的同时或在相近时。逐渐达到与家人同时进食一日三餐，并在早餐和午餐、午餐和晚餐之间，以及临睡前各加餐一次。

10~12月龄婴儿应保持每天600ml的奶量；保证摄入足量的动物性食物，每天1个鸡蛋加50g肉禽鱼；一定量的谷物类；蔬菜、水果的量以婴儿需要而定。继续引入新食物，特别是不同种类的蔬菜、水果等，增加婴儿对不同食物口味和质地的体会，减少将来挑食、偏食的风险。不能母乳喂养或母乳不足的婴儿仍应选择合适的较大婴儿配方奶作为补充。

特别建议为婴儿准备一些便于用手抓捏的"手抓食物"，如香蕉块、煮熟的土豆块和胡萝卜块、馒头、面包片、切片的水果、蔬菜以及撕碎的鸡肉等，鼓励婴儿尝试自喂。一般在10月龄时尝试香蕉、土豆等比较软的手抓食物，12月龄时可以尝试黄瓜条、苹果片等较硬的块状食物。

10~12月龄婴儿在添加新的辅食时，仍应遵循辅食添加原则，循序渐进，密切关注是否有食物过敏现象。

3. 13~24月龄幼儿如何喂养

13~24月龄幼儿已经大致尝试过各种家庭日常食物，这一阶段主要是学习自主进食，也就是学会自己吃饭，并逐渐适应家庭的日常饮食。幼儿在满12月龄后应与家人一起进餐，在继续提供辅食的同时，鼓励尝试家庭食物，并逐渐过渡到与家人一起进食家庭食物。随着幼儿自我意识的增强，应鼓励幼儿自主进食。满12月龄幼儿能用小勺舀起，但大多洒落，18月龄时能吃到大约一半的食物，而到24月龄时能比较熟练地用小勺自己进食，少有洒落。

13~24月龄幼儿的奶量应维持约500ml，每天1个鸡蛋加50~75g肉禽鱼，50~100g的谷物类，蔬菜、水果的量仍然以幼儿需要而定。不能母乳喂养或母乳不足时，仍然建议以合适的幼儿配方奶作为补充，可引入少量鲜牛奶、酸奶、奶酪等，作为幼儿辅食的一部分。

4. 添加辅食时尽量不要由抚养人咀嚼喂食

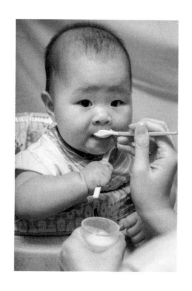

2011—1012年中国8个城市0~36月龄婴幼儿喂养人咀嚼喂食流行情况调查结果显示，咀嚼喂食在中国城市婴幼儿中是一种常见的辅食添加行为，12~23.9月龄和6~11.9月龄婴幼儿喂养人咀嚼喂食率高，分别为32.15％和28.93％。这是不良的辅食添加方法，辅食添加过程中不提倡咀嚼喂食。

5. 什么样的食物适合作为婴儿辅食

适合婴幼儿的辅食应该满足以下条件：富含能量，以及蛋白质、铁、锌、钙、维生素A等各种营养素；未添加盐、糖，以及其他刺激性调味品；质地适合不同年龄的婴幼儿；婴幼儿喜欢；当地生产且价格合理、家庭可负担，如本地生产的肉、鱼、禽、蛋类、新鲜蔬菜和水果等。作为婴幼儿辅食的食物应保证安全、优质、新鲜，但不必追求高价、稀有。

6. 哪些食物含铁丰富

含铁丰富的食物包括瘦猪肉、牛肉、动物肝脏、动物血等。这些食物的含铁量高且含血红素铁较多，容易被人体吸收利用，是人体铁的重要食物来源，也是最佳来源。蛋黄中也有较高的铁，但其吸收率不如肉类。婴儿配方奶、强化铁的婴儿米粉等额外添加铁等营养素，其铁含量也高，但均为非血红素铁，吸收率相对较低。绿叶蔬菜的铁含量在蔬菜中相对较高，同时富含维生素C，有促进非血红素铁吸收的作用。

7. 如何制作泥糊状的动物性食物

● 肉泥：选用瘦猪肉、牛肉等，洗净后剁碎，或用食品加工机粉碎成肉糜，加适量的水蒸熟或煮烂成泥状。加热前先用研钵或调羹把肉糜研压一下，或在肉糜中加入鸡蛋、淀粉等，可以使肉泥更嫩滑。将肉糜和大米按1：1比例煮烂成黏稠的粥也适合7月龄婴儿食用。

● 肝泥：将猪肝洗净、剖开，用刀在剖面上刮出肝泥，或将剔除筋膜后的鸡肝、猪肝等剁碎或粉碎成肝泥，蒸熟或煮熟即可。也可将各种肝脏蒸熟或煮熟后碾碎成肝泥。

● 鱼泥：将鱼洗净、蒸熟或煮熟，然后去皮、去骨，将留下的鱼肉用匙压成泥状即可。

● 虾泥：虾仁剁碎或粉碎成虾泥，蒸熟或煮熟即可。

以上制成的各种泥糊状的动物性食物可以单独吃，也可和菜泥等一起加入粥或面条中。

8. 如何制作泥糊状的植物性食物

● 菜泥：选择菠菜、青菜等绿叶蔬菜，摘取嫩菜叶，水煮沸后将菜叶放入水中略煮，捞出剁碎或捣烂成泥状。

● 土豆、胡萝卜泥：将土豆、胡萝卜洗净去皮，切成小块后煮烂或蒸熟，用匙压成泥状或捣烂。

● 香蕉泥：香蕉剥皮，用不锈钢匙轻轻刮成泥状或捣烂。

● 苹果泥：将苹果切成两半去核，用匙轻轻刮成泥状。

以上制作的水果泥可以直接食用。菜泥、土豆泥最好加入适量植物油，或与肉泥混合后喂养。

9. 哪些是不适合婴幼儿的辅食

● 肉汤、鱼汤：每100ml肉汤和鱼汤所含能量不足30kcal，不适合作为辅食，不加盐的肉汤和鱼汤可用于调制和烹饪婴儿米粉、厚粥、烂面。

- 菜水：蔬菜水煮后滤出的菜水，其中的维生素C已被高温破坏，并含有大量植酸、草酸，抑制肠道中钙、铁、锌等的吸收，不适合作为辅食。

- 含糖饮料：含糖饮料，包括蜂蜜水等，含有蔗糖、麦芽糖、果糖，以及各种甜味剂，只能提供能量而几乎不含任何营养素。婴幼儿饮用这些含糖饮料很可能导致能量摄入过多，而营养素摄入不足，不适合作为辅食。

- 草药茶：各种"清火"的草药茶，成分复杂、功效不明，其所含能量以及营养素也无法满足婴幼儿的需要，部分成分可能损伤肠道黏膜或妨碍营养素吸收，不适合作为辅食。

三、提倡顺应喂养，鼓励但不强迫进食

随着婴幼儿生长发育，父母及喂养者应根据其营养需求的变化，感知觉以及认知、行为和运动能力的发展，顺应婴幼儿的需要进行喂养，帮助婴幼儿逐步达到与家人一致的规律进餐模式，并学会自主进食，遵守必要的进餐礼仪。

父母及喂养者有责任为婴幼儿提供多样化，且与其发育水平相适应的食物，在喂养过程中应及时感知婴幼儿所发出的饥饿或饱足的信号，并做出恰当的回应。尊重婴幼儿对食物的选择，耐心鼓励和协助婴幼儿进食，但绝不强迫进食。

父母及喂养者还有责任为婴幼儿营造良好的进餐环境，保持进餐环境安静、愉悦，避免电视、玩具等对婴幼儿注意力的干扰。控制每餐时间不超过20分钟。父母及喂养者也应该是婴幼儿进食的好榜样。

- 耐心喂养，鼓励进食，但决不强迫喂养。
- 鼓励并协助婴幼儿自己进食，培养进餐兴趣。
- 进餐时不看电视、玩玩具，每次进餐时间不超过20分钟。
- 进餐时喂养者与婴幼儿应有充分的交流，不以食物作为奖励或惩罚。
- 父母应保持自身良好的进食习惯，成为婴幼儿的榜样。

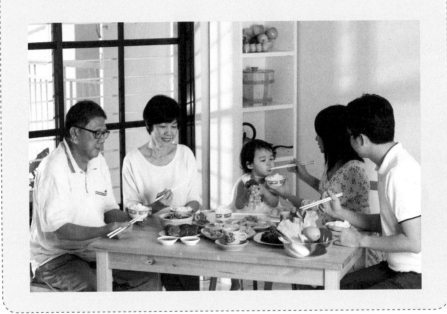

1. 什么是顺应喂养

顺应喂养是在顺应养育模式框架下发展起来的婴幼儿喂养模式。顺应喂养要求父母负责准备安全、有营养的食物，并根据婴幼儿需要及时提供，同时负责创造良好的进食环境；而具体吃什么、吃多少，则应由婴幼儿自主决定。在婴幼儿喂养过程中，父母应及时感知婴幼儿发出的饥饿或饱足的信号，充分尊重婴幼儿的意愿，耐心鼓励，但决不能强迫喂养。

2. 如何进行顺应喂养

父母需要根据婴幼儿的年龄准备好合适的辅食，并按婴幼儿的生活习惯决定辅食喂养的适宜时间。从开始添加辅食起就应为婴幼儿安排固定的座位和餐具，营造安静、轻松的进餐环境，杜绝电视、玩具、手机等的干扰。喂养时父母应与婴幼儿保持面对面，以便交流。

父母应及时回应婴幼儿发出的饥饿或饱足的信号，及时提供或终止喂养。如当婴儿看到食物表现兴奋，小勺靠近时张嘴、舔吮食物等，表示饥饿；而当婴儿紧闭小嘴、扭头、吐出食物时，则表示已吃饱。父母应以正面的态度，鼓励婴幼儿以语言、肢体语言等发出要求或拒绝进食的请求，增进婴幼儿对饥饿或饱足的内在感受，发展其自我控制饥饿或饱足的能力。

父母应允许婴幼儿在准备好的食物中挑选自己喜爱的。对于婴幼儿不喜欢的食物，父母应反复提供并鼓励其尝试。父母应对食物和进食保持中立态度，不能以食物和进食作为惩罚和奖励。

父母应允许并鼓励婴幼儿尝试自己进食，可以用手抓或使用小勺等，并建议特别为婴幼儿准备合适的手抓食物，鼓励婴幼儿在良好的互动过程中学习自我服务，增强其对食物和进食的注意与兴趣，并促进婴幼儿逐步学会独立进食。此外，父母的进食行为和态度是婴幼儿模仿的榜样，父母必须注意保持自身良好的进食行为和习惯。

3. 怎样合理安排婴幼儿的餐次和进餐时间

为培养婴幼儿良好的作息习惯，方便家庭生活，在开始时就应将辅食喂养安排在家人进餐的同时或相近时。婴幼儿的进餐时间应逐渐与家人一日三餐的进餐时间一致，并在两餐之间，即早餐和午餐、午餐和晚餐之间，以及睡前额外增加一次喂养。婴儿满6月龄后应尽量减少夜间喂养。一般来说，7~9月龄婴儿每天辅食喂养2次，母乳喂养4~6次；10~12月龄婴儿每天辅食喂养2~3次，母乳喂养4次；13~24月龄幼儿每天辅食喂养3次，母乳喂养3次。

婴幼儿注意力持续时间较短，一次进餐时间宜控制在20分钟以内。进餐过程中应鼓励婴幼儿手抓食物自喂，或学习使用餐具，以增加婴幼儿对食物和进食的兴趣。进餐时看电视、玩玩具等会分散婴幼儿对食物和进食的兴趣，必须加以禁止。

4. 如何培养婴幼儿自主进食

学会自主进食是婴幼儿成长过程中的重要一步，需要反复尝试和练习。父母应有意识地利用婴幼儿感知觉，以及认知、行为和运动能力的发展，逐步训练和培养婴幼儿的自主进食能力。7~9月龄婴儿喜欢抓握，喂养时可以让其抓握、玩弄小勺等餐具；10~12月龄婴儿已经能捡起较小的物体，手眼协调熟练，可以尝试让其自己抓着香蕉、煮熟的土豆块或胡萝卜等自喂；13月龄幼儿愿意尝试抓握小勺自喂，但大多洒落；18月龄幼儿可以用小勺自喂，但仍有较多洒落；24月龄幼儿能用小勺自主进食并较少洒落。在婴幼儿学习自主进食的过程中，父母应给与充分的鼓励，并保持耐心，但一定不要采取强迫和哄骗的方式，并根据其生长发育状况适当调整进食。

5. 7~9月龄婴儿一天膳食安排

7~9月龄婴儿可尝试不同种类的食物，每天辅食喂养2次，母乳喂养4~6次。7~9月龄婴儿应逐渐停止夜间喂养，白天的进餐时间逐渐与家人一致。

大致可安排如下：

早上7点：母乳和（或）配方奶。

早上10点：母乳和（或）配方奶。

中午12点：各种泥糊状的辅食，如婴儿米粉、稠厚的肉末粥、菜泥、果泥、蛋黄等。

下午3点：母乳和（或）配方奶。

下午6点：各种泥糊状的辅食。

晚上9点：母乳和（或）配方奶。

夜间可能还需要母乳和（或）配方奶喂养1次。

7~9月龄婴儿每天需要奶量至少600ml；逐渐达到蛋黄和（或）鸡蛋1个，肉禽鱼50g；适量的强化铁的婴儿米粉、厚粥、烂面等谷物类；蔬菜和水果以尝试为主。少数确认鸡蛋过敏的婴儿应回避鸡蛋，相应增加约30g肉类。

6. 10~12 月龄婴儿一日膳食安排

10~12月龄婴儿每天添加2~3次辅食，母乳喂养3~4次。停止夜间喂养，一日三餐时间与家人大致相同，并在早餐至午餐、午餐至晚餐、临睡前各安排一次点心。

大致可安排如下：

早上7点：母乳和（或）配方奶，加婴儿米粉或其他辅食。以喂奶为主，需要时再加辅食。

早10点：母乳和（或）配方奶。

中午12点：各种厚糊状或小颗粒状辅食，可以尝试软饭、肉末、碎菜等。

下午3点：母乳和（或）配方奶，加水果泥或其他辅食。以喂奶为主，需要时再加辅食。

下午6点：各种厚糊状或小颗粒状辅食。

晚上9点：母乳和（或）配方奶。

10~12月龄婴儿每天需要奶量约600ml；鸡蛋1个，肉禽鱼50g；适量的强化铁的婴儿米粉、稠厚的粥、软饭、馒头等谷物类；继续尝试不同种类的蔬菜和水果，并根据婴儿需要增加进食量，可以尝试碎菜或自己啃咬香蕉、煮熟的土豆和胡萝卜等。

7. 13~24 月龄幼儿一日膳食安排

13~24月龄幼儿应与家人一起进食一日三餐，并在早餐和午餐、午餐和晚餐之间，以及临睡前各安排一次点心。

大致可安排如下：

早上7点：母乳和（或）配方奶，加婴儿米粉或其他辅食，尝试家庭早餐。

早10点：母乳和（或）配方奶，加水果或其他点心。

中午12点：各种辅食，鼓励幼儿尝试成人的饭菜，鼓励幼儿自己进食。

下午3点：母乳和（或）配方奶，加水果或其他点心。

下午6点：各种辅食，鼓励幼儿尝试成人的饭菜，鼓励幼儿自己进食。

晚上9点：母乳和（或）配方奶。

13~24月龄幼儿每天仍保持约500ml的奶量；鸡蛋1个，肉禽鱼50~75g；软饭、面条、馒头、强化铁的婴儿米粉等谷物类约50~100g；继续尝试不同种类的蔬菜和水果，尝试啃咬水果片或煮熟的大块蔬菜，增加进食量。

8. 辅食添加中婴幼儿出现不适反应怎么办

添加辅食过程中，婴幼儿难免会有恶心、哽噎、呕吐，甚至拒绝进食的表现，但不能因此而只给稀糊状的辅食，甚至放弃添加辅食。辅食需要咀嚼、吞咽，而不只是吸吮；辅食也有不同于母乳的口味，这些都需要婴幼儿慢慢熟悉和练习。因此，添加辅食时父母及喂养者应保持耐心，积极鼓励，反复尝试。此外，父母及喂养者也要掌握一些喂养技巧，如喂养辅食的小勺应大小合适；每次喂养时先让婴儿尝试新的食物；或将新添加的辅食与婴儿熟悉的食物混合，如用母乳来调制米粉，在婴儿熟悉的米粉中加入少量蛋黄等；注意食物温度合适，不能太烫或太冷等。

少数婴幼儿可能因疾病原因造成辅食添加延迟，或者因发育迟缓、心理因素等致使添加固体食物困难，对于这些特殊情况，需要在专科医生的指导下逐步干预、改进。

四、辅食不加调味品，尽量减少糖和盐的摄入

辅食应保持原味，不加盐、糖以及刺激性调味品，保持淡口味。淡口味食物有利于提高婴幼儿对不同天然食物口味的接受度，减少偏食挑食的风险。淡口味食物也可减少婴幼儿盐和糖的摄入量，降低儿童期及成人期患肥胖、糖尿病、高血压、心血管疾病的风险。

强调婴幼儿辅食不额外添加盐、糖及刺激性调味品，也是为了提醒父母在准备家庭食物时也应保持淡口味，既为适应婴幼儿需要，也为保护全家人健康。

- 婴幼儿辅食应单独制作。
- 保持食物原味，不需要额外加糖、盐及各种调味品。
- 1岁以后逐渐尝试淡口味的家庭膳食。

1. 天然食物中所含的钠能满足婴幼儿的需求吗

母乳钠含量可以满足6月龄内婴儿的需要，配方奶的钠含量高于母乳。7~12月龄婴儿可以从天然食物中，主要是动物性食物中获得钠，如1个鸡蛋含钠71mg，100g新鲜瘦猪肉含钠65mg，100g新鲜海虾含钠119mg，加上从母乳中获得的钠，可以达到7~12月龄婴儿钠的适宜摄入量（AI）350mg/d。13~24月龄幼儿开始少量尝试家庭食物，钠的摄入量将明显增加。

2. 适合的辅食烹饪方法有哪些

辅食烹饪最重要的是要将食物煮熟、煮透，同时尽量保持食物的营养

成分和原有口味，并使食物质地能适合婴幼
儿的进食能力。辅食烹饪方法宜多采用蒸、
煮，不用煎、炸。

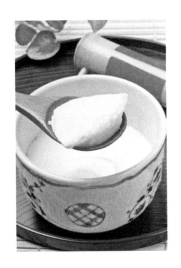

婴幼儿的味觉、嗅觉还在形成过程中，
父母及喂养者不应以自己的口味来评判辅食
的味道。在制作辅食时可以通过不同食物的
搭配来增进口味，如番茄蒸肉末、土豆牛奶
泥等，其中天然的奶味和酸甜味是婴幼儿最
熟悉和喜爱的口味。

3. 哪些家庭食物适合 13~24 月龄幼儿

添加辅食的最终目的是使婴幼儿饮食逐渐转变为成人的饮食模式，因
此鼓励13~24月龄幼儿尝试家庭食物，并在满24月龄后与家人一起进食。
当然，并不是所有的家庭食物都适合13~24月龄的幼儿，如经过腌、熏、卤
制，重油、甜腻，以及辛辣刺激的高盐、高糖、刺激性的重口味食物均不
适合。适合13~24月龄幼儿的家庭食物应该是少盐、少糖、少刺激的淡口味
食物，并且最好是家庭自制的食物。

4. 怎样避免高糖、高盐的加工食品

经过加工后的食品，其中的钠含量大大提高，并大多额外添加糖。如
新鲜番茄几乎不含钠，100ml市售无添加番茄汁含钠20mg，而10g番茄沙
司含钠量高达115mg，并已加入玉米糖浆、白砂糖等。100g新鲜猪肉含钠
70mg，而市售100g香肠中含钠量超过2500mg。即使是婴儿肉松、肉酥等
加工肉制品，100g含钠量仍高达1100mg。

学会查看阅读食品标签，可识别高糖、高盐的加工食品。按照我国的
食品标签法，食品标签上需要标示每100g食物中的能量及各种营养素的
含量，并标示其占全天营养素参考值的百分比（NRV%）。如钠的NRV%
比较高，特别是远高于能量NRV%时，说明这种食物的钠含量较高，最好

少吃或不吃。从食品标签上的配料表上则可查到额外添加的糖。要注意的是，额外添加的糖除了标示为蔗糖（白砂糖）外，还有其他各种名称，如麦芽糖、果葡糖浆、浓缩果汁、葡萄糖、蜂蜜等。

5. 辅食不加盐，如何保证婴幼儿碘的摄入

食盐强化碘是应对碘缺乏的重要措施。强调减少盐的摄入可能会同时减少碘的摄入，有引起碘缺乏的潜在风险。WHO推荐，需要继续监测人群盐摄入量的变化，以考虑是否需要改变食盐强化碘的量。

当母亲碘摄入充足时，母乳碘含量可达到100~150μg/L，能满足0~12月龄婴儿的需要。0~6月龄婴儿碘的适宜摄入量（AI）为85μg/d，7~12月龄婴儿115μg/d。此外，7~12月龄婴儿可以从辅食中获得部分碘，而13~24月龄幼儿开始尝试成人食物，也会摄入少量的含碘盐，从而获得足够的碘，1~3岁幼儿的碘推荐摄入量（RNI）为90μg/d。

6. 婴幼儿应少喝果汁

鲜榨果汁、100%纯果汁中的果糖、蔗糖等糖含量过高，纤维素含量少，其营养价值不如整个水果。为减少婴幼儿糖的摄入量，目前推荐6月龄前婴儿不额外添加纯果汁或稀释果汁；7~12月龄的婴儿最好食用果泥和小果粒，可少量饮用纯果汁但应稀释；13~24月龄幼儿每天纯果汁的饮用量不超过120ml，并且最好限制在进餐时或点心时饮用。

五、注重饮食卫生和进食安全

选择新鲜、优质、无污染的食物和清洁水制作辅食。制作辅食前须先洗手。制作辅食的餐具、场所应保持清洁。辅食应煮熟、煮透。制作的辅食应及时食用或妥善保存。进餐前洗手，保持餐具和进餐环境清洁、安全。

婴幼儿进食时一定要有成人看护，以防进食意外。整粒坚果、果冻等

食物不适合婴幼儿食用。

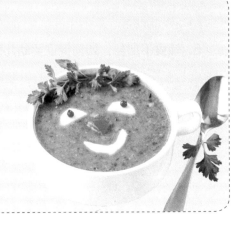

- 选择安全、优质、新鲜的食材。
- 制作过程始终保持清洁卫生，生熟分开。
- 不吃剩饭，妥善保存和处理剩余食物。
- 饭前洗手，进食时应有成人看护，并注意进食环境安全。

1. 如何保持家庭自制婴幼儿辅食的安全卫生

家庭自制婴幼儿辅食时，应选择新鲜、优质、安全的原材料。辅食制作过程中必须注意清洁、卫生，如制作前洗手、保证制作场所及厨房用品清洁。必须注意生熟分开，以免交叉污染。按照需要制作辅食，做好的辅食应及时食用，未吃完的辅食应丢弃。多余的原料或制成的半成品，应及时放入冰箱冷藏或冷冻保存。

2. 容易导致进食意外的食物

鱼刺等卡在喉咙是最常见的进食意外。当婴幼儿开始尝试家庭食物时，由大块食物哽噎而导致的意外会有所增加。对于整粒花生、腰果等坚果，婴幼儿无法咬碎且容易呛入气管，应禁止食用。果冻等胶状食物不慎吸入气管后，不易取出，也不适合2岁以下婴幼儿。

3. 如何保证食物安全

保证食物安全最基本的做法是将食物煮熟。经过高温烧煮后，绝大多数的病原微生物均可被杀灭。但煮熟后的食物仍有再次被污染的可能，因此准备好的食物应尽快食用。生吃的水果和蔬菜必须用清洁水彻底洗净，而给予婴幼儿食用的水果和蔬菜应去掉外皮、内核和籽，以保证食用安全。

4. 如何保证婴幼儿进食安全

筷子、汤匙等餐具插进咽喉、眼眶；舌头、咽喉被烫伤，甚至弄翻火锅、汤、粥而造成大面积烫伤；误食农药、化学品等的意外，在婴幼儿中时有发生。这些与进食相关的意外事件与婴幼儿进食时随意走动，家长看护不严有密切的关系。为保证进食安全，婴幼儿进食时应固定位置，必须有成人的看护，并注意进食场所的安全。

5. 家庭中自制婴幼儿辅食的卫生要求

家庭中自制婴幼儿辅食时要做到以下几点：

● 准备辅食所用的案板、锅铲、碗勺等炊具均应清洗干净。

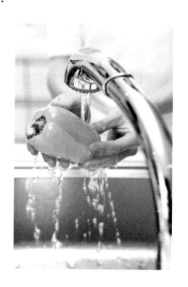

● 选择优质的原材料，应尽可能新鲜，并仔细择选和清洗。

● 避免油炸、烧烤等烹饪方法，减少营养素的流失。

● 单独制作，或在家庭烹饪食物投放调味品之前，选出部分适合婴幼儿的食物。

● 现做现吃，没有吃完的辅食不宜再次喂给婴幼儿。

6. 家庭自制辅食还是购买婴儿食品

家庭自制辅食可以保证食物新鲜，不添加盐、糖等调味品，味道也更偏向于家常化，但制作费时。购买婴儿食品则方便，食物质量也有保证，但价格较贵。总体来说，我国市场上适合不同年龄段婴幼儿的辅食品种有限，部分婴儿食品中的盐、糖含量高。

六、定期监测体格指标，追求健康生长

适度、平稳生长是最佳的生长模式。每3个月1次定期监测并评估7~24月龄婴幼儿的体格生长指标有助于判断其营养状况，并可根据体格生长指标的变化，及时调整营养和喂养。对于生长不良、超重肥胖，以及处于急慢性疾病期间的婴幼儿应增加监测次数。

- 体重、身长是反映婴幼儿营养状况的直观指标。
- 每3个月一次，定期测量身长、体重、头围等体格生长指标。
- 平稳生长是最佳的生长模式。

1. 如何绘制生长曲线和评估婴幼儿的生长状况

从婴儿出生起，就将其每次健康体检时所测得的身长、体重、头围等数据，按月龄标点在相应的WHO儿童生长标准上，如按年龄身长、按年龄体重、按年龄头围，并将各个数据点连接成线，就是每个婴幼儿个体化的生长曲线。相比单次测量的体格生长指标，定期连续测量体格生长指标并绘制成生长曲线，可以更直观地反映婴幼儿的生长状况，也可以更及时地反映营养和喂养情况。

大多数婴儿在满6个月后，其生长曲线会处于相对平稳的水平，与WHO儿童生长标准的中位线平行。当婴幼儿的生长曲线在WHO儿童生长标准的第3和第97百分位之间（P3~P97）或在Z评分-2至+2之间，并与儿童生长标准的中位线平行时，均为正常。而当婴幼儿生长曲线有明显下降或上升时，应及时了解其喂养和疾病情况，并做出合理调整。如当体重生长曲线从P50快速下降到P15，说明近期体重增长缓慢，可能存在营养摄入不足，应进一步了解近期是否有疾病、喂养不良等；而当体重生长曲线从P50飙升到P85，说明体重增长过快，同样需要寻找原因，减少过度喂养等

不良喂养行为。

2. 特殊情况婴幼儿的生长评估

少数有特殊情况的婴幼儿，如早产/低出生体重儿、患有先天性遗传性疾病以及各种严重急慢性疾病的患儿，其生长曲线均有其各自的特殊性，应由专科医生予以评估和解释。对于这部分婴幼儿也应加强定期的生长监测。早产儿胎龄40周以前按照2013年修订的Fenton早产儿生长曲线评估，校正胎龄至40周后按照正常婴幼儿的生长标准评估。一般早产儿身长矫正至40月龄，体重至24月龄，头围至18月龄。

3. 婴幼儿需要运动吗

自新生儿起，由于气质类型等因素的影响，不同个体的活动水平存在明显差异。婴幼儿期不同的活动水平也意味着其能量的摄入和消耗会有所不同。提高婴幼儿的活动水平可能也是减少婴幼儿超重以及将来肥胖的有效措施之一。婴幼儿的运动既包括主动运动，也包括被动运动，其中哭闹是重要的运动形式，婴幼儿期间鼓励每天一定时间的哭闹。

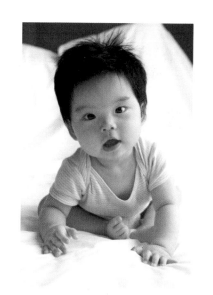

4. 体格生长的评价内容包括哪些

体格生长评价内容包括生长水平、生长速度和匀称程度三个方面。生长水平是将某一年龄时点所获得的某项体格生长指标的测量值与参考人群值比较，得到该儿童在同类人群中所处的位置。生长速度是对某一单项指标定期连续测量，将获得的该项指标在某一年龄阶段的增长值与参照人群比较，通常以一年的增长值表示。匀称程度是指体格生长指标之间的关系，如体重和身高之间的关系等，包括体型和身材两个方面。理想的体格生长既要求正常的生长水平，也要求合理的生长速度和正常的匀称程度。

5. 婴幼儿体格生长异常包括哪些情况

头围小常见于正常遗传变异、非遗传性小头畸形和遗传性疾病伴小头畸形；头围大常见于家族性、非遗传性头围大（脑积水、颅内肿瘤等）和遗传性疾病（软骨发育不全、黏多糖病等）。低体重见于营养不良、慢性疾病等；体重过重见于营养失衡和某些疾病。矮身材见于慢性疾病、骨骼发育性疾病、宫内发育不良、内分泌疾病和遗传代谢性疾病等；超高身材见于家族性、性早熟、染色体异常以及基因异常等。家长发现体格生长异常应及时就诊，排除由于喂养不当导致的生长异常。

七、中国 7~24 月龄婴幼儿平衡膳食宝塔

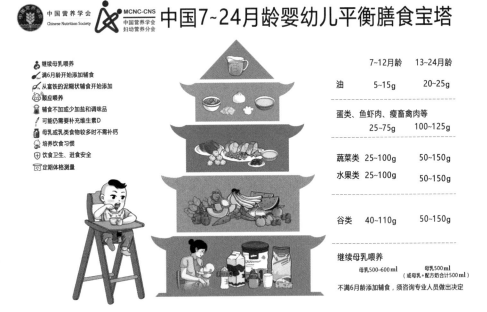

八、婴儿辅食食谱举例

1. 7~12月龄婴儿辅食举例

鸡蛋黄菠菜烂米粥（35g）

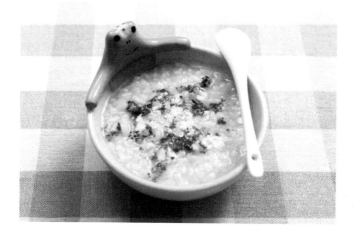

【适合年龄段】7~9月龄。

【营养点评】本餐含碳水化合物、蛋白质、维生素B$_1$、维生素B$_2$、维生素A、维生素C、锌等营养素。鸡蛋黄中含丰富的卵磷脂、蛋白质、锌，可促进宝宝脑部发育，搭配富含维生素A和B族维生素的菠菜，可促进神经系统发育。将鸡蛋黄与菠菜混合加到粥中，更容易被宝宝接受。

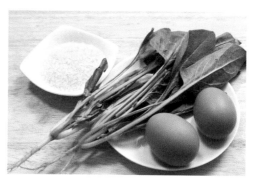

【所需食材】鸡蛋黄15g（约1个鸡蛋黄）、菠菜10g、大米10g，香油适量。

【食材挑选】

鸡蛋：应选蛋壳粗糙，摇动时没有声音，大小均匀的。

菠菜：应选外形齐整，颜色翠绿的。

大米：应选精白色、有光泽、半透明状，其腹白颜色呈乳白色的。

【制作过程】

（1）鸡蛋煮熟，水开后煮7~8分钟即可，此时蛋清凝固，蛋黄干爽，取蛋黄，研磨成末备用。

温馨提示： 煮鸡蛋时切不可随意延长时间。因为鸡蛋在沸水中煮的时间过长、超过10分钟时，内部会发生一系列化学变化，鸡蛋黄表面出现青色印记，此为蛋黄中铁析出，从而降低鸡蛋的营养价值。

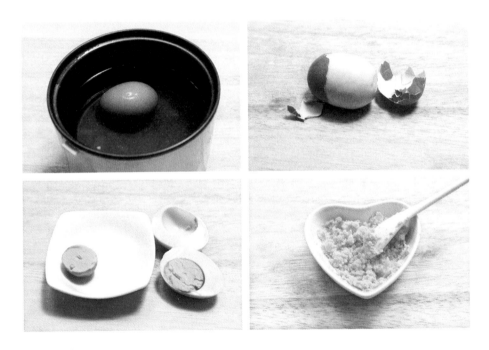

（2）菠菜择洗干净，取嫩叶部位，放入沸水中氽烫后捞起并沥干水分，切成末备用。

温馨提示： 因菠菜中含大量草酸，所以必须先焯水去除草酸。

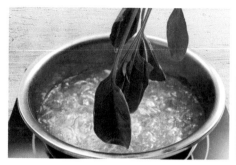
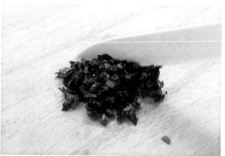

（3）米洗净，放电煮锅中加8倍水大火烧开，转小火熬制浓稠，放入鸡蛋黄和菠菜煮制成熟，滴入香油搅拌均匀即可（熬制时边搅边熬，防止糊锅）。

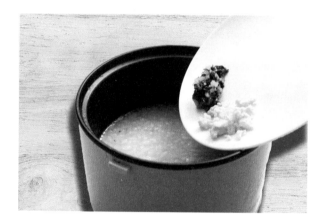

冬瓜汆猪肉丸子（30g）

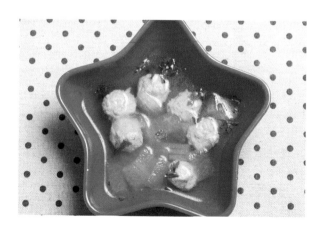

【适合年龄段】10~12月龄。

【营养点评】猪肉富含蛋白质、铁、锌等营养素，能够促进宝宝的骨骼生长发育，维持新陈代谢的正常运行，增强免疫力；冬瓜中维生素C含量较为丰富，与猪肉完美结合，既可以中和猪肉的油腻感，还可以促进猪肉中铁的吸收，妈妈们还可以将冬瓜换为油菜、菠菜、白菜等维生素C含量丰富的食材，也有同等效果哦！

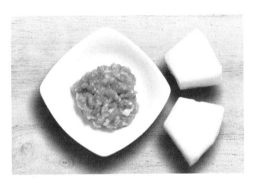

【所需食材】猪肉馅15g、冬瓜15g，淀粉、葱姜、香菜、香油各少许。

【食材挑选】

猪肉馅：应选色泽红润，富有弹性，无血水渗出的。

冬瓜：应选颜色墨绿，表面光滑的。

【制作过程】

（1）葱姜各5g切碎，加5倍水制成葱姜水，浸泡10分钟即可。

温馨提示：葱和姜是辛辣刺激的调料，会刺激宝宝的味觉，把葱姜制作成葱姜水，这样既可以去除肉馅的腥味，又能减少辣味，起到保护宝宝味觉的作用。

（2）将肉馅放在容器中，加入葱姜水（约10g）、淀粉，朝一个方向搅拌上劲备用。

温馨提示：处理肉馅时，葱姜水不能一次性加入，一点点加，每次加完水要待搅拌均匀后再次加水，沿同一方向搅打肉馅，否则容易泄劲，做出来的丸子口感不好。

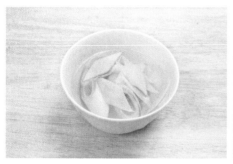
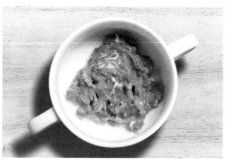

（3）冬瓜洗净，去皮去瓤，切成小片，锅中放水，肉糜挤成丸子温水下锅，开锅浮起即捞，汤锅中放冬瓜片煮熟后加入氽过的丸子即可，出锅后可放入适量香菜，滴入2滴香油，增加香味。

温馨提示：切冬瓜片时要考虑到婴幼儿牙齿发育特点，切成小薄片，这样更容易食用。氽肉丸时要温水下锅，肉丸从锅中漂浮起来后马上捞出，肉质会更鲜嫩，营养成分不易流失。

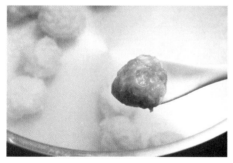
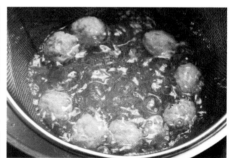
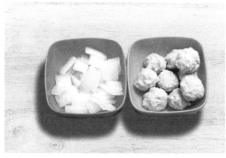
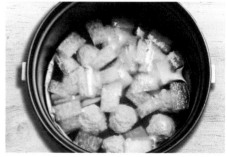

羊肉胡萝卜水饺（50g）

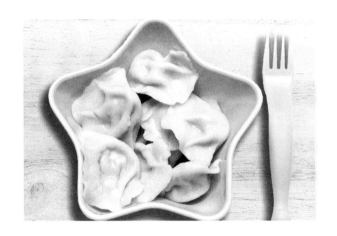

【适合年龄段】10~12月龄。

【营养点评】本餐含蛋白质、维生素A、维生素B$_1$、维生素B$_2$、碳水化合物、铁、锌等营养素。羊肉中所含的蛋白质、锌、铁对宝宝脑部发育和体格生长发育非常重要，与胡萝卜搭配在一起，可以提高胡萝卜中维生素A的利用率，从而促进视网膜发育，维持免疫功能；经常食用有助于宝宝神经和免疫系统的发育；面粉中的碳水化合物能够刺激大脑的活动能力，供给身体能量。

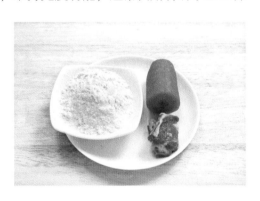

【所需食材】羊肉馅10g、胡萝卜20g、面粉20g，香油1ml、葱姜水适量。

【食材挑选】

羊肉馅：应选色泽红润，富有弹性的。

胡萝卜：应选外形齐整，颜色橘黄的。

【制作过程】

（1）按照面粉和水 1∶0.6 的比例，在面粉中加入凉水搅拌均匀，然后揉成面团，用湿布盖上进行饧发20~30分钟。

温馨提示： 和面时分次加水，边倒边和，充分揉匀，盖布饧面，充分饧发。

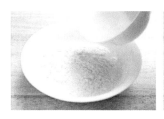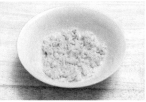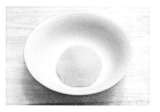

（2）胡萝卜去皮，切成末与羊肉馅放置一起备用（可以用料理机将胡萝卜打成碎末）。

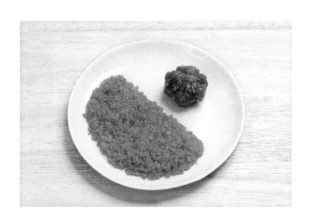

（3）肉馅中加少许香油、葱姜水顺一个方向搅拌，肉馅上劲后再与胡萝卜一起搅拌均匀备用。

温馨提示： 放葱姜水，顺一个方向搅拌上劲，后放香油，充分融合后，再加入蔬菜。

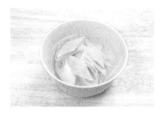 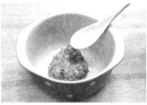 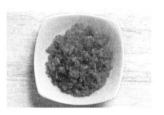

（4）将饧发好的面团搓成长条，切成剂子，擀成圆形坯皮，将适量馅放到饺子皮中间，对折成半月形，将饺子皮边捏紧，制作成饺子的形状备用。

温馨提示：捏皮要平摺，便于宝宝消化吸收。

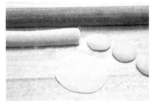 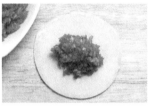 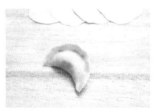

（5）锅中放入水，烧开后把饺子逐个放入，煮熟后捞出即可，煮饺子时为防止不熟现象可以点3次水。

温馨提示：轻轻推动，分次点水，盖盖煮皮，掀盖煮馅。

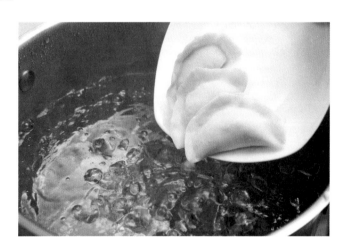

鸡肉口蘑油菜粥（45g）

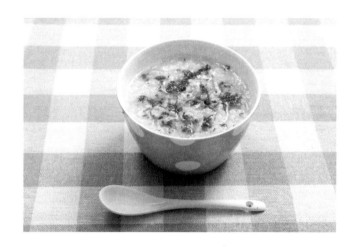

【适合年龄段】10~12 月龄。

【营养点评】本餐含碳水化合物、蛋白质、维生素 A、维生素 B_1、维生素 C 等营养素。鸡肉中的蛋白质不仅含量高且种类丰富，易被人体吸收利用，能够增强宝宝的体力，强健身体，搭配维生素含量丰富的油菜，有助于宝宝视神经的发育，提高身体免疫力。

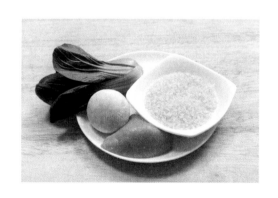

【所需食材】鸡胸脯肉 10g、大米 15g、口蘑 10g、油菜 10g，植物油适量、淀粉 1 小勺。

【食材】

鸡肉：肉质紧密，有轻微弹性，颜色粉红色且具有光泽。

口蘑：表面光滑，边缘肉厚，形状完整，色泽洁白。

大米：呈精白色，有光泽，半透明状，其腹白颜色呈乳白色。

油菜：外形齐整，颜色翠绿。

【制作过程】

（1）鸡胸脯肉洗净，去掉筋膜，切成片，加少许淀粉拌匀后放入沸水锅中焯烫，切成末备用。

温馨提示： 加淀粉可以更好地保留食材的营养成分。

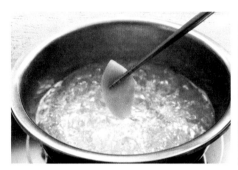 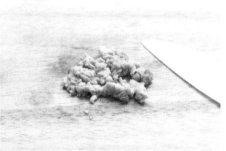

（2）口蘑洗净，放入沸水锅中焯烫后捞出沥干水分，切成末备用。

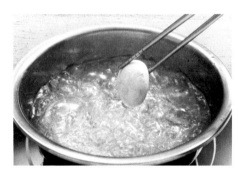 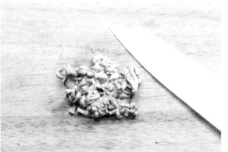

（3）油菜择洗干净，取嫩叶部位，放在沸水锅中焯烫，沥干水分，切成末备用。

温馨提示： 水开下锅，水量要大，时间要短。

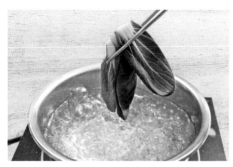
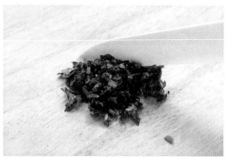

（4）米洗净放在电饭锅中，加8倍水烧开，熬制浓稠时加入鸡肉末、口蘑碎和油菜碎搅拌均匀，继续小火煮制2分钟，加入适量香油调味即可（随时搅动，防止糊锅）。

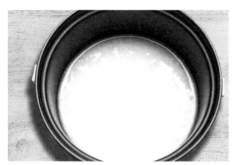
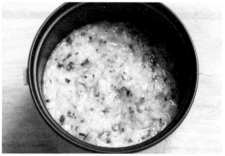

猪肉平菇胡萝卜面条（45g）

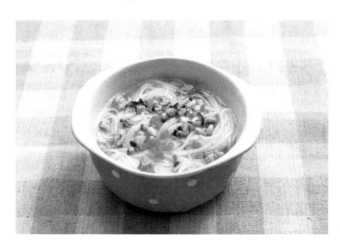

【适合年龄段】10~12月龄。

【营养点评】这款面条营养丰富，能为宝宝提供充足能量，富含碳水化合物、蛋白质、维生素A、维生素B$_1$、铁、锌等各种营养素，有助于宝宝体格发育，强健身体、增强食欲，与胡萝卜搭配，其中丰富的维生素A能够促进宝宝视网膜和免疫系统的发育，增强眼睛在黑暗环境的适应力。

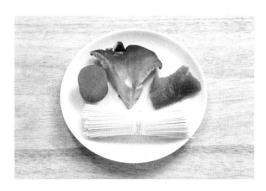

【所需食材】猪肉10g、平菇10g、胡萝卜10g、面条15g，植物油适量、淀粉1小勺。

【食材挑选】

猪肉：红色均匀有光泽，外观微干不粘手。

平菇：鲜嫩、爽滑，菌盖完整、纤维细腻，干净无裂痕。

胡萝卜：颜色呈自然的橘黄色，外表没有裂口、虫眼。

【制作过程】

（1）猪瘦肉洗净，去掉筋膜，切成片，加少许淀粉拌匀后，放入沸水锅中焯烫，切成末备用。

温馨提示： 加少许淀粉拌匀，为保留食材的营养成分，焯水时水量要大，时间要短，变色即捞。

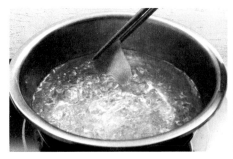 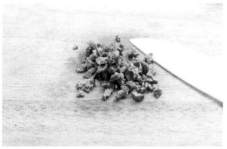

（2）平菇去根洗净，焯水，切碎备用。

温馨提示： 焯水时水量要大，时间要短。

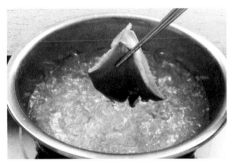
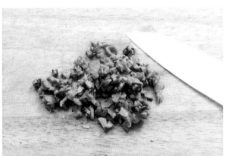

（3）胡萝卜洗净，去皮，切成末备用。

（4）锅中加水上火烧开，把婴幼儿面条放入煮至8成熟后，再加入猪肉、平菇和胡萝卜煮熟，滴入香油搅拌均匀即可（随时搅动，防止糊锅）。

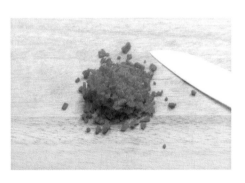

温馨提示： 若宝宝月龄在7~9月龄，建议家长将婴幼儿面条掰成小段后再煮，这样更易于宝宝咀嚼。

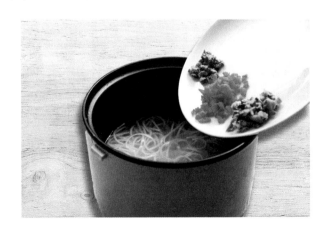

牛肉胡萝卜蒸包（50g）

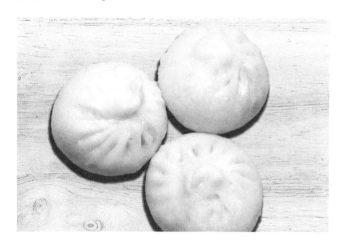

【适合年龄段】10~12月龄。

【营养点评】这道菜中的牛肉所含营养较为丰富，包括碳水化合物、蛋白质、维生素A、维生素B$_1$、锌等，尤其是蛋白质、锌含量丰富且易吸收，对宝宝的智力发育和体格发育非常有益，胡萝卜和面粉搭配食用，能有效促进胡萝卜中的胡萝卜素转化为维生素A，不仅增强眼睛对弱光的适应能力，还可以提高免疫力。维生素A在油脂的环境中才能被更好的消化利用，所以妈妈们也可以将牛肉换为猪肉、羊肉等，也有同等功效。

【所需食材】牛肉馅10g，面粉20g，胡萝卜20g，发酵粉0.5g，葱姜水、香油各少许。

【食材挑选】

牛肉馅：色泽暗红，外表微干，脂肪呈白色，肉质富有弹性。

胡萝卜：外形齐整，颜色橘黄。

【制作过程】

（1）面粉与干酵母按1：0.05的比例放入盆中拌匀后，放入温水搅拌成花絮状（面粉：水=1：0.8），然后揉成面团，用湿布盖上，进行充分发酵30~40分钟，防止出现死面的状况。

温馨提示： 分次加水，边倒边和，充分揉匀，盖布饧面，充分饧发，饧发效果应是面团盖布前的2倍。

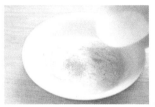 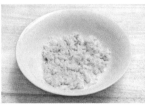 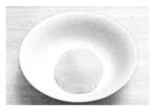

（2）胡萝卜洗净、去皮、切成末，把肉馅放入盛器中，加少许香油、葱姜水，顺一个方向搅拌上劲，最后再与胡萝卜末一起拌匀备用。打馅时要先放葱姜水，顺一个方向搅拌上劲，后放香油，充分融合，也可以用料理机拌匀。

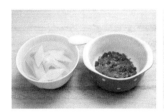 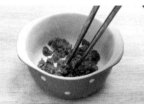 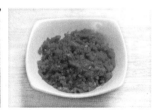

（3）将饧发好的面团放在案板上，搓成长条，切出剂子，擀成圆形坯皮，左手托皮、把馅料放在坯皮中间，右手大拇指和食指捏合面皮边缘略向上倾斜提起，这样第一个折完成，依此手法继续向后捏折，直至最后封口，制作成包子的形状备用。擀面皮时要中间稍厚，这样蒸出的包子不易漏底，馅料放中间，捏折要均匀，封口要严实。

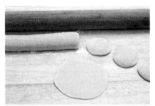 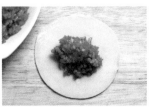 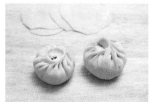

（4）锅中加水（水量要适中，加到锅底至蒸屉正中为宜），蒸屉抹油，把包子生坯按间距2cm进行码放，待二次发酵（就是把包子码放好后，盖上锅盖自然醒发，时间为30~40分钟）完成后开火，水开后蒸制15分钟即可。注意：大火快蒸，防止漏气，关火后要过2~3分钟再开锅盖，这样可起到定型的作用。

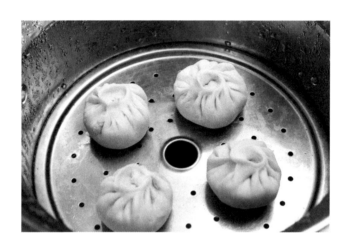

2. 1~2岁幼儿一日食谱举例

1~2岁幼儿一日食谱1

餐次	食物
早　餐	大米黑米粥20g
	猪肉丁炒茄丁80g（猪肉20g，茄子60g）
上午加餐	苹果50g
中　餐	米饭30g（大米30g）
	炖带鱼40g（带鱼40g）
	芝麻酱拌菠菜66g（菠菜60g，芝麻酱6g）
下午加餐	火龙果50g
晚　餐	鸡蛋油菜水饺90g（鸡蛋50g，面粉20g，油菜20g）

1~2岁幼儿一日食谱2

餐次	食物
早　餐	扇贝菠菜香菇粥 60g （扇贝15g，菠菜15g，香菇10g，大米20g）
上午加餐	猕猴桃 50g
中　餐	二米饭30g（大米25g，小米5g）
	白灼基围虾40g（基围虾40g）
	荷兰豆炒山药60g（山药25g，荷兰豆35g）
下午加餐	梨50g
晚　餐	牛肉娃娃菜汤面条65g（牛肉20g，娃娃菜25g，婴幼儿面条20g）

第六部分

学龄前儿童
膳食指导

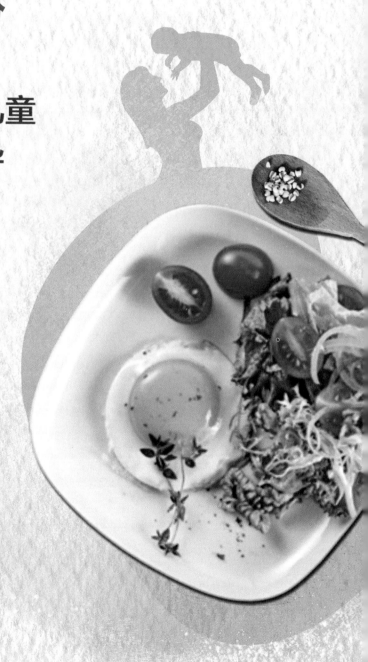

本指南适用于满2周岁（24月龄）后至满6周岁前的儿童（简称为2~6岁儿童，也称为学龄前儿童）。学龄前儿童生长发育速率与婴幼儿相比略有下降，但仍处于较高水平，这个阶段的生长发育状况也直接关系到青少年和成人期发生肥胖的风险。经过7~24月龄期间膳食模式的过渡和转变，学龄前儿童摄入的食物种类和膳食结构已开始接近成人，是饮食行为和生活方式形成的关键时期。与成年人相比，学龄前儿童对各种营养素需要量较高，消化系统仍有待完全成熟，咀嚼能力仍较差，因此其食物的加工烹调应与成人有一定的差异。与此同时，学龄前儿童生活自理能力有所提高，自主性、好奇心、学习能力和模仿能力增强，但注意力易分散，进食不专注，该时期也是避免出现不良生活方式的重要阶段。基于学龄前儿童生理特点、营养需求和饮食行为发展规律，其膳食指南应在一般人群膳食指南基础上增加以下5条内容：

- 规律就餐，自主进食不挑食，培养良好饮食习惯。
- 每天饮奶，足量饮水，正确选择零食。
- 食物应合理烹调，易于消化，少调料、少油炸。
- 参与食物选择与制作，增进对食物的认知与喜爱。
- 经常户外活动，保障健康生长。

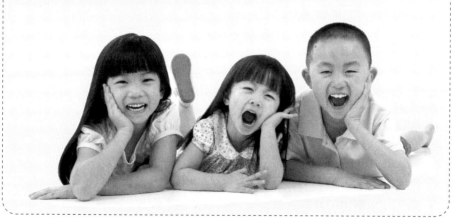

一、培养良好饮食习惯

学龄前儿童的合理营养应由多种食物构成的平衡膳食来提供，规律就餐是其获得全面、足量的食物摄入和良好消化吸收的保障。此时期儿童神经心理发育迅速，自我意识和模仿力、好奇心增强，易出现进食不够专注的现象，因此要注意引导儿童自主、有规律地进餐，保证每天不少于3次正餐和两次加餐，不随意改变进餐时间、环境和进食量，培养儿童摄入多样化食物的良好饮食习惯，纠正挑食、偏食等不良饮食行为。

- 规律就餐是儿童获得全面、足量的食物摄入和良好消化吸收的保障。
- 保证每天不少于3次正餐和两次加餐，不随意改变进餐时间、环境和进食量。
- 培养儿童良好饮食习惯，纠正不良饮食行为。

1. 学龄前儿童怎么吃才合理

学龄前儿童每天应安排早、中、晚3次正餐，在此基础上还应至少有两次加餐。一般安排在上、下午各1次，如晚餐时间比较早时，可在睡前2小时安排一次加餐。加餐以奶类、水果为主，配以少量松软面点。晚间加餐不宜安排甜食，以预防龋齿。

儿童膳食注意点：

- 两次正餐之间应间隔4~5小时，加餐与正餐之间应间隔1.5~2小时。
- 加餐分量宜少，占全天总量的5%，以免影响正餐进食量。
- 根据季节和饮食习惯更换和搭配食谱。
- 提供1餐的幼儿园，下午的加餐要有谷类食物。
- 幼儿园定期进行营养计算，开展膳食评估工作。

2. 儿童就餐不规律、进食不专注怎么办

由于学龄前儿童注意力不易集中，易受环境影响，如进食时玩玩具、看电视、做游戏等都会降低其对食物的关注度，影响进食和营养摄入。

- 提供固定的就餐座位，定时定量进餐。
- 避免追着喂、边吃边玩、边吃边看电视等行为。
- 吃饭细嚼慢咽但不拖延，最好在30分钟内吃完。
- 鼓励孩子自己使用筷、匙进食，养成自主进餐的习惯，既可增加儿童进食兴趣，又可培养其自信心和独立能力。

3. 怎样避免儿童挑食、偏食

学龄前仍处于培养良好饮食行为和习惯的关键阶段，挑食偏食是常见的不良饮食习惯。由于儿童自主性的萌发，对食物可能表现出不同的喜好，出现一时性偏食和挑食，此时需要家长或看护人适时、正确地加以引导和纠正，以免形成挑食、偏食的不良习惯。

小贴士

儿童挑食的常见原因

- 接触过的食物种类太少。
- 不愿意接受陌生的食物。
- 对食物的质感（如粗细、软硬度）或味道比较敏感，抗拒某些质感或味道的食物。
- 零食吃得太多，奶喝得太多，压根不饿。
- 受家里大人的喜好影响。

4. 怎样培养孩子良好的进食习惯

- 以身作则、言传身教：家长良好的饮食行为对儿童具有重要影响，

建议家长应以身作则、言传身教，并与儿童一起进食，起到榜样作用，帮助孩子从小养成不挑食不偏食的良好习惯。

- 提供多样化食品，鼓励儿童自我选择：应鼓励儿童选择多种食物，引导其多选择健康食物。对于儿童不喜欢吃的某种食物，可通过变更烹调方法或盛放容器的方式（如将蔬菜切碎，将瘦肉剁碎，将多种食物制作成包子或饺子等），也可采用重复小份量供应的方法，鼓励尝试并及时给予表扬加以改善，不可强迫喂食。

- 多在食物的准备上下功夫：①提供种类丰富的食物；②在外形上下功夫，采用颜色鲜艳的菜式，造型可爱的食物会让孩子更有兴趣；③改变烹饪的方式，如果孩子不吃白煮蛋，可尝试蒸蛋或煎蛋；④浑水摸鱼，暗度陈仓：用饺子、肉丸、饭团、卷饼、杂烩等形式，把孩子不爱吃的食材剁碎了混进其他食物里，让他不知不觉吃下去。此方法对大部分宝宝都很适用，但少部分特别敏感的宝宝可能会不能接受，请家长酌情处理。

- 加强运动，促进食欲：通过增加儿童身体活动量，尤其是选择儿童喜欢的运动或游戏项目，使其肌肉得到充分锻炼，增加能量消耗，增进食欲，提高进食能力。

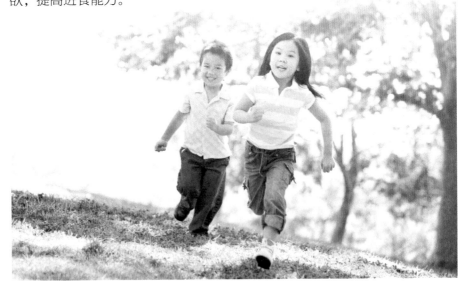

- 避免食物奖惩：家长应避免以食物作为奖励或惩罚的措施，防止儿童将不良情绪与食物相联系，增加挑食偏食的机会。

- 坚持不懈：孩子不接受新的食物是很正常的，家长们要坚持不懈地尝试，让宝宝接触，可能需要重复多达10~15次，他才会慢慢接受。

二、学龄前儿童膳食营养要点

儿童摄入充足的钙对增加骨量积累、促进骨骼生长发育、预防成年后骨质疏松有重要意义。目前，我国儿童钙摄入量普遍偏低，对于快速生长发育的儿童，应鼓励多饮奶，**建议每天饮奶300~400ml或相当量的奶制品**。儿童新陈代谢旺盛，活动量大，水分需要量相对较多，每天总水量为1300~1600ml，除奶类和其他食物中摄入的水外，**建议学龄前儿童每天饮水600~800ml，以白开水为主，少量多次饮用**。零食对学龄前儿童是必要的，可补充所需营养。**零食应尽可能与加餐相结合，以不影响正餐为前提，多选用营养密度高的食物，如乳制品、水果、蛋类及坚果类等，不宜选用能量密度高的食品，如油炸食品、膨化食品**。

1. 如何培养和巩固儿童饮奶习惯

我国2~3岁儿童的膳食钙每天推荐量为600mg，4~5岁儿童为800mg。奶及奶制品中钙含量丰富且吸收率高，是儿童钙的最佳来源。每天饮用300~400ml奶或相当量奶制品，可保证学龄前儿童钙摄入量达到适宜水平。家长应以身作则，经常饮奶，鼓励和督促孩子每天饮奶，选择和提供儿童喜爱和适宜的奶制品，逐步养成每天饮奶的习惯。

奶及奶制品营养丰富，因而许多家长误认为饮奶量越多越好。却不知饮奶虽然好，也不是多多益善。儿童饮奶应不影响一日三餐的进食量，在保证食物摄入的前提下，适当饮用。考虑到儿童营养需求和胃容量小等特点，建议儿童每日饮奶300~400ml，分多次饮用。

> **小贴士**
>
> ### 什么是乳饮料和奶制品
>
> 　　乳饮料是指以鲜乳或乳制品为原料，加入水、白砂糖、食品添加剂等一种或几种调制而成的饮料。奶制品指的是使用鲜乳或乳制品为主要原料，加入或不加入适量的维生素、矿物质和其他辅料，使用法律法规及标准规定所要求的条件加工制作的产品。总的来说，奶制品中蛋白质、钙含量等高于乳饮料，而碳水化合物含量低于乳饮料。因此，不能用乳饮料代替奶类。

2. 饮奶后，孩子肚子不舒服怎么办

　　如果儿童饮奶后出现胃肠不适（如腹胀、腹泻、腹痛），可能与乳糖不耐受有关，可采取以下方法加以解决：

- 少量多次饮奶或改喝乳酸杆菌发酵的酸奶。

- 饮奶前进食一定量主食，避免空腹饮奶。

- 改吃无乳糖奶或饮奶时加用乳糖酶。

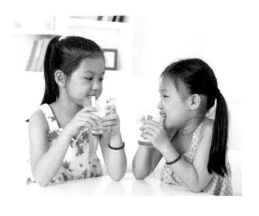

3. 骨头汤补钙吗

　　高汤是中国人民的挚爱，尤其是烧成"乳白色的像牛奶一样的汤"，简直被视为滋补圣品。生活中，很多妈妈就天天炖各种汤给孩子补钙。

　　汤的营养价值并不高，主要问题在于脂肪、盐过多，而真正有营养的蛋白质绝大多数还是保留在肉里。乳白色的汤里除了少量可溶性的多肽和氨基酸外，其他营养成分极少，且因为含大量饱和脂肪、胆固醇和嘌呤，是不折不扣的垃圾食品（营养价值低，有害物质多），唯一的优势就是它

美味（因为有少量含氮浸出物）。骨头含钙，但不溶于水。按照中国营养学会推荐每日钙摄入量800ml，换算成骨头汤的话得喝几十升。因此，给孩子喂鱼汤、肉汤，用骨头汤来冲米粉都是典型的"坑娃"辅食。

4. 如何培养儿童喝白开水的习惯

学龄前儿童新陈代谢旺盛，活动量多，水分需要量也大，建议每天饮水量1000~1500ml，应以白开水为主，避免饮含糖饮料。儿童胃容量小，每天应少量多次饮水（上午、下午各2~3次），晚饭后根据情况而定。不宜在进餐前大量饮水，以免充盈胃容量，冲淡胃酸，影响食欲和消化。

要让孩子养成喝白开水的习惯，可以从以下几点入手：

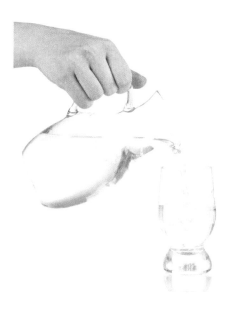

- 家长应以身作则，养成良好的饮水习惯。

- 家里常备凉白开水，提醒孩子定时饮用。

- 选择卡通造型或有吸引力的水杯来装水，吸引孩子的饮水兴趣。

- 家中不购买可乐、果汁饮料，避免将含糖饮料作为零食提供给儿童。

- 家庭自制的豆浆、果汁等天然饮品可适当选择，但饮后需及时漱口，以保持口腔卫生。

5. 如何为孩子正确选择零食

零食是学龄前儿童全天膳食营养的必要补充，是儿童饮食中的重要内容，零食应尽可能与加餐相结合，以不影响正餐为宜。

零食选择应注意以下几方面：

● 宜选择新鲜、天然、易消化的食物，如奶制品、水果、蔬类、坚果和豆类食物。

● 少选油炸食品和膨化食品。

● 零食最好安排在两次正餐之间，量不宜多，睡觉前30分钟不要吃零食。

● 注意零食的食用安全，避免整粒的豆类、坚果类食物呛入气管发生意外。

● 对年龄较大的儿童，可引导孩子认识食品标签，学会辨识食品生产日期和保质期。

6. 甜蜜的"陷阱"

人类对甜味的喜好是与生俱来的，很少人会拒绝甜味带来的美好享受。除了食物中本身存在的碳水化合物，也就是我们所说的糖之外，在食品的加工和烹调过程中，人们还会额外加入糖以增加食物的口感。过量的添加糖会增加孩子患龋齿和肥胖的风险。添加糖的主要来源之一就是含糖饮料，因此，建议孩子养成喝白开水的习惯，减少含糖饮料的摄入。包装食品如糕点、甜点等是添加糖的另一主要来源，为孩子合理选择零食，减少此类食品的摄入，可控制孩子添加糖的摄入。

三、食物应合理烹调

从小培养儿童清淡口味，有助于形成终生的健康饮食习惯。在烹调方式上，宜采用蒸、煮、炖、煨等烹调方式，尽量少用油炸、烤、煎等方式。对于3岁以下幼儿膳食应专门单独加工烹制，并选用适合的烹调方式和加工方法，应将食物切碎煮烂，易于幼儿咀嚼、吞咽和消化，特别注意要完全去除皮、骨、刺、核等；大豆、花生等坚果类食物，应先磨碎，制成泥糊浆等状态进食。

在为学龄前儿童烹调加工食物时，**应尽可能保持食物的原汁原味，让孩子品尝和接纳各种食物的自然味道**。口味以清淡为好，不应过咸、油腻和辛辣，尽可能少用或不用味精或鸡精、色素、糖精等调味品。每人每次正餐烹调油用量不多于2茶匙（10ml）。优质食用油含丰富不饱和脂肪，有助脂肪酸平衡，减少成年心脑血管疾病风险，**应选用常温下为液态的植物油，少用饱和脂肪较多的油脂**，如猪油、牛油、棕榈油等（常温下为固态的油脂）。长期过量食用钠盐会增加患高血压、心脏病等慢性疾病风险。为儿童烹调食物时，**应控制食盐用量，少选含盐高的腌制食品或调味品**，可选天然、新鲜香料（如葱、蒜、洋葱、柠檬、醋、香草等）和新鲜蔬果汁（如番茄汁、南瓜汁、菠菜汁等）进行调味。

1. 到底该不该给孩子吃盐

有些人认为孩子不吃盐，腿脚会没力气。宝宝的发育时间、顺序有差异，学会爬行、走路的时间本来就有先后（说话也是一样）。对于一个生长发育正常的孩子来说，运动能力发展滞后，家长们更需要反思的是环境的问题：有没有多让孩子在地上玩，有没有给他一个安全自由的环境，让他爬行和探索。孩子走路晚和盐的摄入量是没有关系的。

老人们总是希望孩子们多吃点，总觉得食物里要是加点盐啊、酱油啊，味道更好，孩子就更爱吃了。但实际上，宝宝的味蕾比成人敏感得多，即使是清汤寡水，也能吃得津津有味。食盐中含有钠，钠主要通过肾脏代谢。在宝宝的肾脏发育还不健全的时候，摄入盐分过多会加重肾脏负担。对宝宝来说，食物的天然原味就是最好的美味。

2. 减少食盐摄入的实用建议

● 给孩子做饭的时候，不光是盐要少放，酱油、鸡精、豆豉、蚝油、一些咸味的汤汁、酱料都要少放，因为这些调味料中实际上也含有大量的盐分。

● 宝宝常吃的饼干、话梅、蛋糕等零食，在生产过程中加入了含钠的辅料（比如发酵粉），还会加入一些盐来调味，吃了也很容易钠超标。同样，火腿、香肠、腌肉、午餐肉等加工类食品，在制作过程中也含有大量的盐，所以这些食物都不建议给孩子吃太多。

● 一开始添加辅食就要让宝宝吃得清淡，这是影响宝宝一生的好习惯。不给孩子吃盐并不是虐待，是对孩子的爱和保护。

四、增进对食物的认知与喜爱

学龄前儿童生活能力逐渐提高，对食物选择有一定的自主性，开始表现出对食物的喜好。家长应**鼓励儿童体验和认识各种食物的天然味道和质地，了解食物特性，增进对食物的喜爱。同时鼓励儿童参与家庭食物选择和制作过程，以吸引儿童对各种食物的兴趣，享受烹饪食物过程中的乐趣和成就。**

1. 如何带孩子参与食物制作

在保证安全的情况下，应鼓励儿童参与家庭食物的选择和制作，帮助儿童了解食物的基本常识和对健康的重要意义，增加对食物的认知，对食物产生心理认同和喜爱，减少对某些食物的偏见，学会尊重和爱惜食物。

● 家长或幼儿园老师可带儿童去市场选购食物，辨识应季蔬果，尝试自主选购蔬菜。

● 在节假日，带儿童去农田认识农作物，实践简单的农业生产过程，参与植物的种植，观察植物的生长过程。

● 带孩子动手采摘蔬菜，激发孩子对食物的兴趣，享受劳动成果。

● 让儿童参观家庭膳食制备过程，参与一些力所能及的加工活动，体会参与的乐趣。

2. 饮食卫生是食物营养的卫兵

从食物的生长到餐桌，任何一个环节都可能发生食物污染和不卫生的

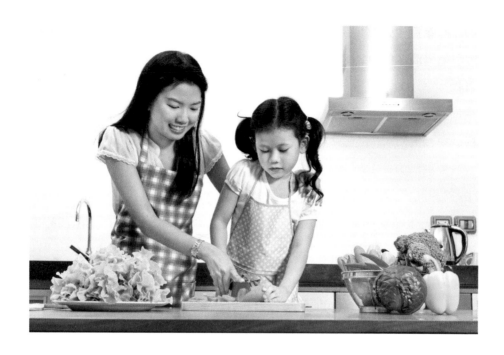

情况，如何预防呢?

● **吃新鲜食物——健康加美味**

不要忘记选择新鲜食物! 当地当季或储存期短的食物，一般都比较新鲜。新鲜食物水分多，营养也充足。存储时间过长，就会由于自身内部的化学反应以及微生物的生长繁殖而发生变化。如某些细菌、霉菌大量生长繁殖产生毒素，食物中的油脂氧化发生酸败，某些食物成分分解产生有害成分，新鲜蔬菜存放在潮湿和温度过高的地方产生亚硝酸盐等。

● **吃卫生的食物——远离有害物质**

卫生的食物就是指食物干净，无污染、无可见腐烂、包装无破损；食用时食物需要充分加热等防护措施保障，防止各种有害物质通过食物进入人体危害健康。如果食物被细菌、寄生虫、病毒、化学物质等污染，食用后就会导致食源性疾病。食源性疾病最常见的症状是腹痛、呕吐和腹泻，应及时处理或就医。

● 掌握"火候"保安全营养

适当温度的烹调可以杀死几乎所有的致病性微生物。研究表明，烹调食物达到70℃或以上时，可消灭多数微生物。在对食物卫生状况没有确切把握的情况下，彻底煮熟食物是保证饮食安全的一个有效手段，尤其对于畜、禽、蛋和水产品等微生物污染风险较高的食品。

关键措施：①掌握时间，确保食物煮熟。②用专用的食物温度计检查中心温度是否达到70℃以上。确保食物温度计不接触骨头或容器的内侧；为了避免生熟食物的交叉污染，每次用完温度计后一定要经过清洁和消毒。③二次加热要热透。

3. "食"新鲜靠五官

选购食物时，应该如何辨别食物是否新鲜呢？实际上，我们的感官，也就是眼、鼻、耳、舌、手就可以帮助你。通过用眼睛看、鼻子嗅、耳朵听、用口品尝和用手接触等方式，能够对食物的色、香、味和外观形态进行综合性的鉴别和评价。

● 畜禽肉类

鲜肉的肌肉有光泽、颜色均匀、脂肪呈白色（牛、羊肉或为淡黄色），外表微干或微湿润、不黏手，指压肌肉后的凹陷立即恢复，具有正常气味。

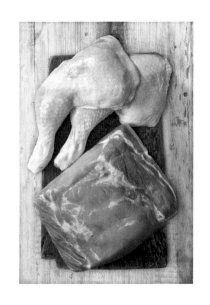

不新鲜肉的肌肉无光泽，脂肪呈灰绿色，外表极度干燥或黏手，指压后的凹陷不能复原，留有明显痕迹，可能有臭味。

不新鲜禽类眼球干缩、凹陷，角膜混浊污秽，口腔上带有黏液，体质无光泽，皮肤表面湿润发黏，肉质松散，呈暗红、淡绿或灰色。

● 蛋类

鲜蛋的蛋壳坚固、完整、清洁，常有一层粉状物，手摸发涩，手感发沉，灯光透视可见蛋呈微红色。不新鲜蛋的蛋壳呈灰乌色或有斑点、有裂纹，手感轻飘，灯光透视时不透光或有灰褐色阴影，打开常见到黏壳或者散黄。

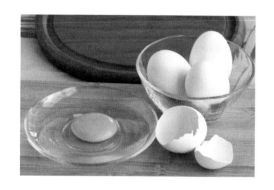

一个鸡蛋在室温下一天，相当于在冰箱一周的时间，所以尽量选购冷藏鸡蛋，购买后也要冷藏。

● 鱼类

鲜鱼的体表有光泽，鳞片完整、无脱落，眼球饱满突出，角膜透明清亮，鳃丝清晰呈鲜红色，黏液透明，肌肉坚实有弹性。

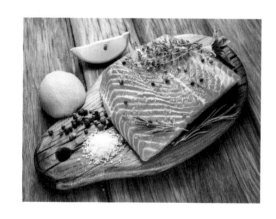

不新鲜的鱼体表颜色变黄或变红，眼球平坦或稍陷，角膜混浊，鳃丝粘连，肌肉松弛、弹性差，腹部膨胀，甚至有异臭气味。

● 奶类

新鲜奶为乳白色或稍带微黄色，呈均匀的流体，无沉淀、凝块和机械杂质，无黏稠和浓厚现象，具有特有的乳香味，无异味。

不新鲜的奶从表面看为浅粉红色或显著绿黄色，呈稠而不均的溶液状，有致密凝块或絮状物，有明显的异味。如果加热则变成豆腐渣样，那就更容易识别。

酸奶、奶酪比较耐储藏，但酸奶和奶酪其实始终处于发酵过程中，尽管这种变化很慢，但时间太长了也会变酸、变质。所以需要冰箱冷藏。

● 豆腐

新鲜豆腐呈均匀的乳白色或淡黄色，稍有光泽，具有豆腐特有的清香，块形完整，软硬适度，有一定的弹性，质地细嫩，无杂质。

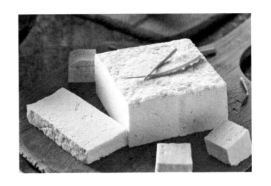

不新鲜豆腐呈深灰色、深黄色或红褐色，表面发黏，有馊味等不良气味，块形不完整，组织结构粗糙而松散，触之易碎，无弹性，有杂质。

五、经常户外活动，保障健康成长

鼓励儿童经常参加户外游戏与活动，实现对其体能、智能的锻炼培养，**维持能量平衡**，促进皮肤中维生素D的合成和钙的吸收利用。此外，增加户外活动时间，可有效减少儿童近视眼的发生。学龄前儿童生长发育速度较快，身高、体重可反映儿童膳食营养摄入状况，家长可通过**定期监测儿童的身高、体重**，及时调整其膳食和身体活动，以保证正常的生长发育，**避免消瘦和超重肥胖**。

学龄前儿童每天应进行至少60分钟的体育活动，最好是户外游戏或运动，除睡觉外尽量避免让儿童有连续超过1小时的静止状态，每天看电视、玩平板电脑的累计时间不超过2小时。**建议每天结合日常生活多做体力锻炼**（公园玩耍、散步、爬楼梯、收拾玩具等），**适量做较高强度的运动和户外活动**，包括有氧运动（骑小自行车、快跑等）、伸展运动、肌肉强化运动（攀架、健身球等）、团体活动（跳舞、小型球类游戏等），**减少静态活动**（看电视、玩手机、电脑或电子游戏）。

1. 鼓励孩子运动，不干扰孩子

小孩子难免好动爱玩耍，但他们的各种举动常常令家长头疼：爱跳高、往高的地方爬、往窄的地方钻、跳水坑……这些举动往往还会弄脏衣服或者产生一些擦伤。这时候许多家长会跟孩子说"不能乱跑""不能爬""不能跳"……甚至有些家长会数落孩子。这样会让孩子逐渐不敢活动。其实，每个幼儿都需要这样的运动来锻炼他们的平衡感等身体素质，缺乏运动的孩子往往比运动丰富的孩子更易跌倒。家长不应该妨碍孩子运动的意愿，应当让他们多多运动，参与一些活动量适当的体育活动。

2. 正确选择运动项目，提供运动的环境条件

有调查显示：城镇孩子的运动能力不及农村孩子，住在高楼层孩子的运动能力不如住在低层的，家长不支持运动的孩子的运动能力不及家长鼓励运动的孩子。城镇和高楼层的孩子的运动场地不宽阔，不能满足孩子的运动需求，另外窄小的空间运动难免磕磕碰碰，家长也不放心让孩子运动。所以，在为孩子选择运动项目的时候，家长不仅要考虑他们的爱好、身体状况和年龄等主观因素，还得结合环境这个硬性条件。家里面积较小，就可以选择一些无须大空间但有趣的项目，比如跳绳、做操和拍球等活动量小的运动。在不宽阔的户外可以选择乒乓球、投沙包等活动。尽量让孩子的全身都得到活动，同时注意休息。

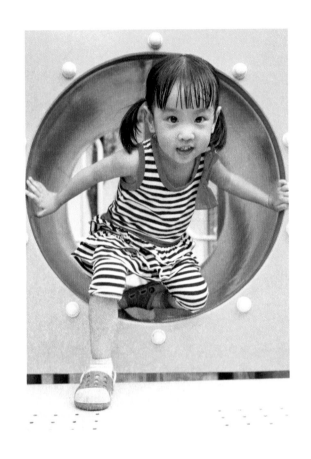

3. 坚持运动，保证安全

　　锻炼不是一天两天的事，一直坚持才会有效果。家长除了培养孩子运动的兴趣以外，还可以给他们讲讲体育运动中的趣事、运动员的奋斗历史和运动锻炼的意义，有条件的还可以带孩子观看一些体育比赛让他们感受体育的热情。运动的同时也要保证孩子的安全，家长要教他们体育器械的正确使用方法、细心观察他们运动前后的状态变化（呼吸、脉搏、面色等），有意识地利用运动培养他们的独立性和创造性，让孩子们变得灵敏和乐观向上。

4. 以身作则、言传身教

家长应抽时间放下工作，带着孩子一起从事户外运动和活动。

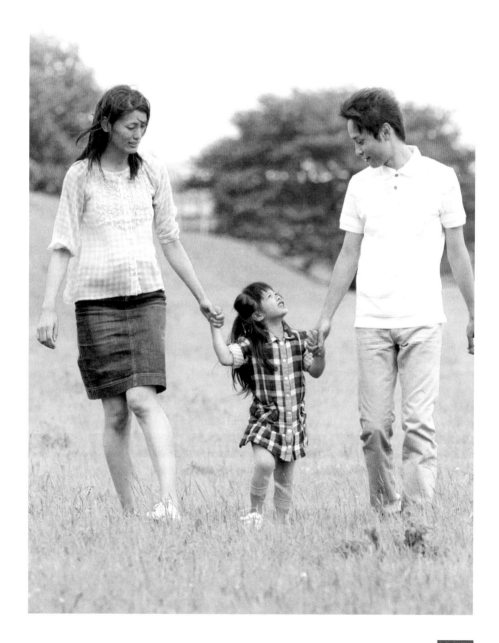

六、中国学龄前儿童平衡膳食宝塔

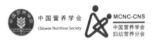

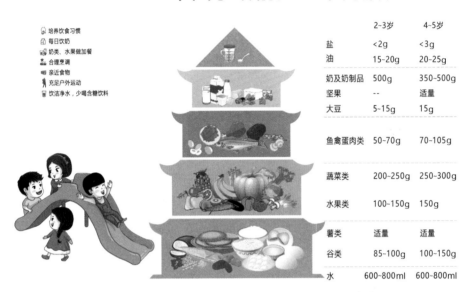

中国学龄前儿童平衡膳食宝塔

- 培养饮食习惯
- 每日饮奶
- 奶类、水果做加餐
- 合理烹调
- 亲近食物
- 充足户外运动
- 饮洁净水，少喝含糖饮料

	2~3岁	4~5岁
盐	<2g	<3g
油	15~20g	20~25g
奶及奶制品	500g	350~500g
坚果	--	适量
大豆	5~15g	15g
鱼禽蛋肉类	50~70g	70~105g
蔬菜类	200~250g	250~300g
水果类	100~150g	150g
薯类	适量	适量
谷类	85~100g	100~150g
水	600~800ml	600~800ml

七、学龄前儿童一日食谱举例

1. 2~3 岁一日食谱举例

2~3岁儿童一日食谱1

餐次	食物
早　　餐	猪肉芹菜馄饨 65g（猪肉馅15g，芹菜25g，面粉25g）
上午加餐	草莓75g
午　　餐	芝麻酱花卷45g（面粉40g，芝麻酱5g） 牛肉炒莴笋70g（牛肉35g，莴笋35g） 香菇炒西蓝花75g（香菇30g，西蓝花45g）
下午加餐	香蕉75g
晚　　餐	鸡肉小白菜木耳汤面条105g（面条25g，鸡肉15g，小白菜35g，木耳30g）

餐点制作

猪肉芹菜馄饨

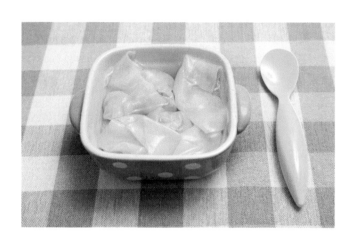

【适合年龄段】2~3岁。

【营养点评】猪肉芹菜馄饨所含的营养素较为全面，能提供幼儿所需的碳水化合物、蛋白质、铁、锌、B族维生素等营养物质，支持孩子智力和体格正常发育，此类食谱尤其适合偏食、挑食的孩子，若孩子有不爱吃的食材，可采用少量混合到馅里的方法，来帮助孩子了解、熟悉食材的味道，以增进对食物的喜爱。

【所需食材】猪肉馅15g、芹菜25g、馄饨皮若干（约合面粉25g），酱油1ml、香油1ml、葱姜水适量。

【食材挑选】

猪肉馅：红色均匀有光泽，外观微干不粘手。

芹菜：新鲜干净，无虫害。

【制作过程】

（1）芹菜去叶洗干净，切成末。

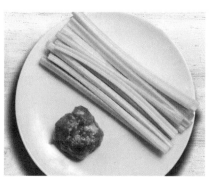

温馨提示： 蔬菜先洗后切避免水溶性维生素流失。

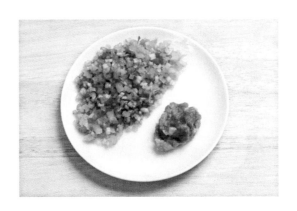

（2）猪瘦肉用料理机打成肉馅，加少许香油、葱姜水、酱油，顺一个方向搅拌，肉馅上劲后再与芹菜一起搅拌均匀备用。

温馨提示： 先放酱油、葱姜水，顺一个方向搅拌上劲，后放香油，充分融合，加入蔬菜。

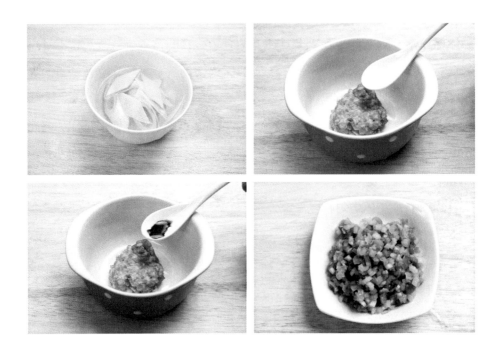

（3）家长可以选择在超市购买馄饨皮，将搅拌好的馅料放入馄饨皮中，包制成型。

温馨提示： 馄饨封口时抹水包制，容易粘连，封口严实。

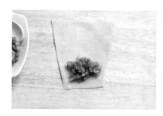 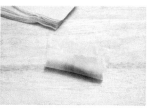 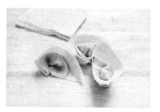

（4）锅中放入水，烧开后把馄饨逐个放入后煮熟，捞出即可食用，为增加宝宝的食用兴趣，可加点香菜或是紫菜进行点缀。

温馨提示： 水开下锅，顺锅推动，充分煮透，馄饨漂浮起来后基本就可以
　　　　　确定熟了。

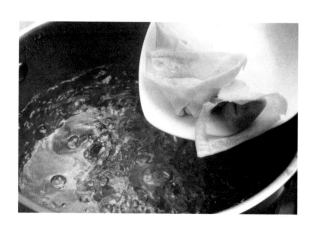

芝麻酱花卷

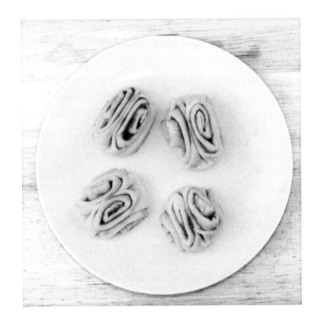

【适合年龄段】2~3岁。

【营养点评】加入酵母，使面粉经过发酵增加了B族维生素（维生素B_1、维生素B_2）的含量，其中芝麻酱富含蛋白质、脂肪及多种维生素和矿物质，有很高的营养价值，尤其是铁元素的含量丰富，利于宝宝消化吸收，随时为宝宝提供充足动力。

【所需食材】面粉40g、芝麻酱5g，酵母1g。

【制作过程】

（1）取面粉倒入盆中，加酵母粉拌匀后，放入温水搅拌成花絮状（面粉：水=1∶0.6），然后揉成面团，用湿布盖上，进行发酵。

温馨提示：分次加水，边倒边和，充分揉匀，盖布饧面，充分饧发。

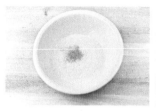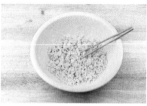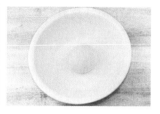

（2）取出发酵好的面团，用擀面杖擀开，抹上芝麻酱，将面片卷起成条，切成小段，两个放到一起，用筷子在中间压一下，成型后摆在笼屉上，用大火蒸熟即可。

温馨提示： 分次加入白开水调和芝麻酱，边加边搅拌至呈糊状，均匀涂抹，面皮薄、层次多，大火快蒸，防止漏气，控制时间。

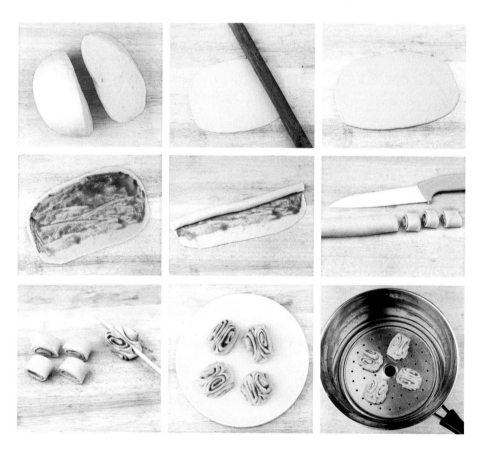

牛肉炒莴笋

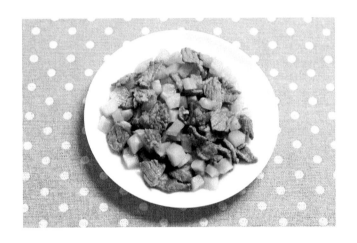

【适合年龄段】2~3岁。

【营养点评】牛肉中蛋白质含量丰富，能提高机体抗疾病能力，维持新陈代谢，增长肌肉，强健宝宝的身体；莴笋肉质较嫩，与牛肉搭配有促进消化、增加食欲的效果。

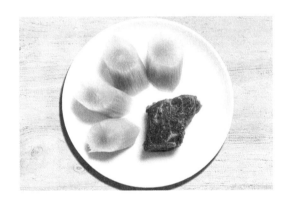

【所需食材】牛肉35g、莴笋35g，淀粉、盐、食用油各少许。

【食材挑选】

牛肉：颜色红润有光泽，有弹性。

莴笋：叶新鲜青绿，秆挺拔且不空心，薄皮香脆。

【制作过程】

（1）牛肉洗净，去掉筋膜，切成小片，加少许淀粉拌匀后，放入沸水锅中焯烫备用。

温馨提示：加淀粉可以起到让牛肉更鲜嫩以及减少营养流失的效果。

（2）莴笋洗净，去皮，切成片与焯好水的牛肉放置一起备用。

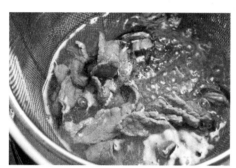 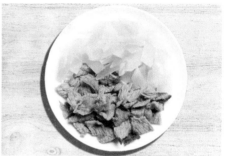

（3）锅上火，油烧热，放入莴笋、牛肉翻炒成熟后加少量盐调味即可。

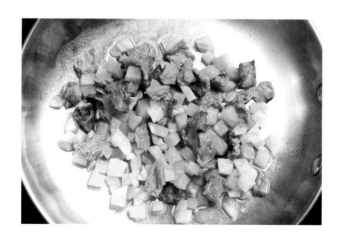

香菇炒西蓝花

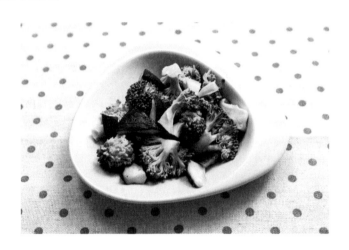

【适合年龄段】2~3岁。

【营养点评】西蓝花中的胡萝卜素含量较高，食用后可以在体内转化为维生素A，可起到促进宝宝视网膜发育、保护上皮组织结构完整与健全的作用；丰富的维生素C可增强身体抵抗力，让宝宝远离疾病，搭配香菇可以增加菜的鲜味，增进宝宝食欲。

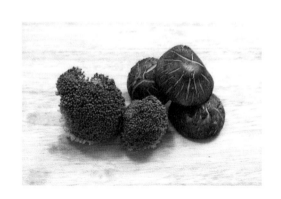

【所需食材】香菇30g、西蓝花45g，植物油适量、盐0.2g。

【食材挑选】

西蓝花：色泽青绿，花蕾饱满。

香菇：菌盖厚实，齐整，盖面平滑。

【制作过程】

（1）西蓝花去掉根部洗净，切小朵备用（清洗时，用淘米水浸泡15分钟）。

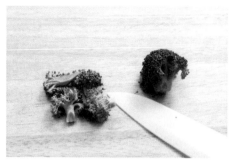
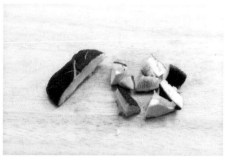

（2）香菇去蒂洗干净，切成丁备用。

（3）不粘锅中倒入适量油，将香菇丁和西蓝花一起倒入锅中翻炒，加适量盐，炒制5分钟即可（热锅凉油，旺火快炒，保留营养成分）。

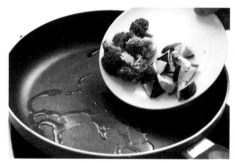
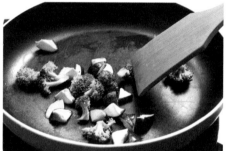

鸡肉小白菜木耳汤面条

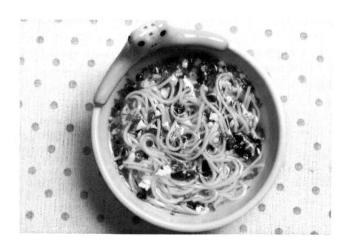

【适合年龄段】2~3岁。

【营养点评】鸡肉中的蛋白质不仅含量高且种类丰富，易被人体吸收利用，能够增强宝宝的体力，强健身体。小白菜富含多种维生素，尤其是维生素A、维生素C，有助于宝宝视网膜发育、维持上皮细胞正常、促进体内抗体生成。这一餐中的面条可提供充足的碳水化合物，随时为宝宝提供能量。

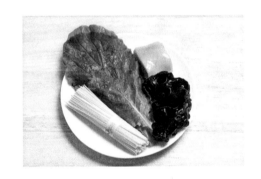

【所需食材】面条25g，鸡肉15g，小白菜35g，水发木耳30g，香油、盐、淀粉少许。

【食材挑选】

鸡肉：肉质紧密，有轻微弹性，颜色粉红色且具有光泽。

小白菜：新鲜干净，无腐烂，无虫害。

木耳：色泽黑色，厚实均匀。

【制作过程】

（1）木耳泡发（2~3小时）、洗净，焯水、切末备用；小白菜洗净取叶部分，焯水、切末备用。

温馨提示：尽量缩短焯水时间，减少营养素流失。

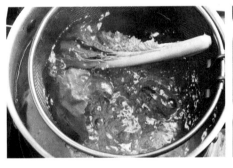
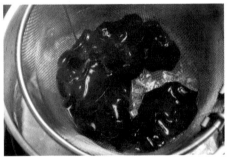

（2）鸡肉洗净切成小片，加少许淀粉拌匀，放入沸水锅中焯烫后，切成末备用。

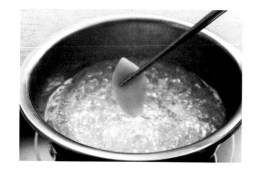

温馨提示： 加入淀粉可以有效保留鸡肉中的营养成分。

（3）锅中加水上火烧开，把婴幼儿面条放入煮8成熟后，再加入小白菜、木耳和鸡肉煮熟。

温馨提示： 随时搅动，防止糊锅。

（4）把煮好的面条盛入碗中，加入香油、少量盐搅拌均匀即可。

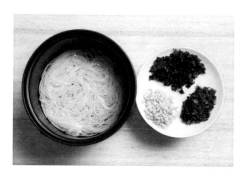
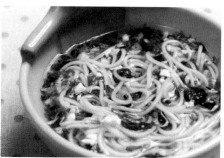

2~3岁儿童一日食谱2

餐次	食物
早　　餐	南瓜粥50g（大米25g、南瓜25g）
	猪肉炒杏鲍菇80g（猪肉20g、杏鲍菇60g）
上午加餐	芒果75g
午　　餐	米饭40g（大米40g）
	芥蓝木耳炒扇贝80g（扇贝20g、芥蓝35g、木耳25g）
下午加餐	菠萝75g
晚　　餐	猪肉白萝卜水饺65g（猪肉馅15g、白萝卜25g、面粉25g）
	拌黄瓜50g（黄瓜50g）

餐点制作

南瓜粥

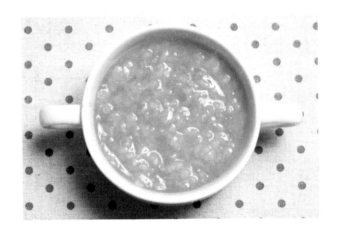

【适合年龄段】2~3岁。

【营养点评】南瓜粥味道甘甜、颜色鲜艳、易消化，富含碳水化合物、维生素A和维生素B_1。南瓜中的胡萝卜素能够促进宝宝视网膜发育，增强免疫力，与大米一起煮粥，将营养物质融于粥中，让宝宝更容易吸收，还能及时给宝宝提供能量。南瓜粥鲜艳的色彩，很容易吸引宝宝的注意力，刺激食欲。

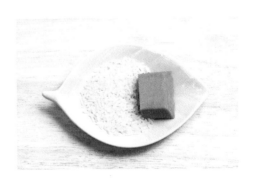

【所需食材】大米25g、南瓜25g。

【食材挑选】

大米：呈精白色或淡青色，有光泽，半透明状，其腹白颜色呈乳白色。

南瓜：外观完整、果肉金黄、分量较重，并且表面没有损伤、虫蛀等。

【制作过程】

（1）南瓜洗净，去皮去瓤后蒸熟，再用搅拌机碾压成泥。

（2）大米洗净放在电饭锅中加8倍水熬制浓稠时加入南瓜泥，搅拌均匀后煮开即可。

温馨提示： 食用时可滴加几滴香油，有利于营养素吸收。

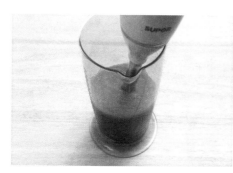
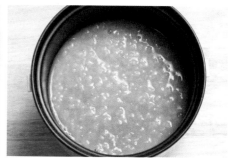

猪肉炒杏鲍菇

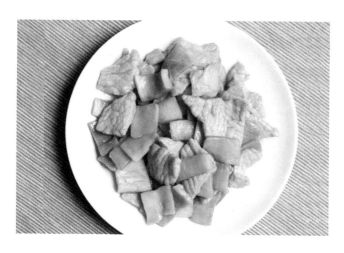

【适合年龄段】2~3岁。

【营养点评】将肉类切成小丁块、小薄片，更适于2~3岁这一阶段孩子咀嚼。猪肉的纤维较细软且蛋白质含量丰富，能促进宝宝的生长发育，维持新陈代谢的正常运行；其含有的血红素铁，更可补充幼儿智力发育所

需的铁质；与杏鲍菇一起搭配食
用，可以提高宝宝免疫力，营养
更全面。

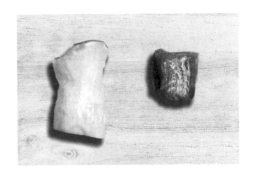

【所需食材】猪肉20g、杏
鲍菇60g，淀粉1小勺，酱油、
食用油少许。

【食材挑选】

猪肉：肉质紧密，有轻微弹性，颜色粉红色且具有光泽。

杏鲍菇：有杏仁香味，菌盖平展且不上翘、不开裂。

【制作过程】

（1）猪肉洗净，去掉筋膜，切成小片，加少许淀粉拌匀后，放入沸水
锅中焯烫备用。

温馨提示： 焯水时水量要大，肉片变色即捞，淀粉拌匀，减少营养成分的
流失。

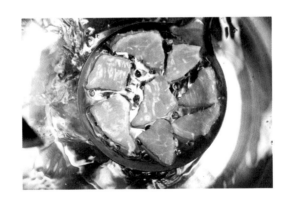

（2）杏鲍菇洗净，切小片（大小要均匀，便于炒熟），与焯好水的肉
片放置一起备用。

（3）不粘锅放火上放油烧热，放入杏鲍菇翻炒成熟后，加入猪肉、酱
油炒匀即可。

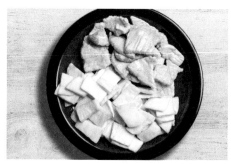
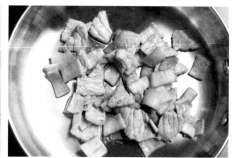

芥蓝木耳炒扇贝

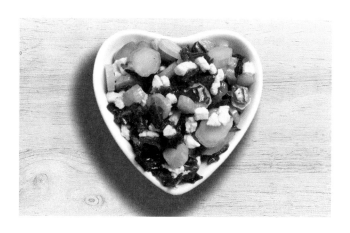

【适合年龄段】2~3岁。

【营养点评】扇贝含锌量高，非常适合现年龄段宝宝补锌食用，妈妈可以常做给宝宝吃，有助于幼儿神经系统的发育，能改善食欲，且钙和蛋白质含量也很丰富，充足的蛋白质还有利于钙的吸收，从而促进骨骼和牙齿的发育。芥蓝和木耳的加入不仅能促进扇贝中铁、锌的吸收，还能增强免疫力，让宝宝身体更强健。

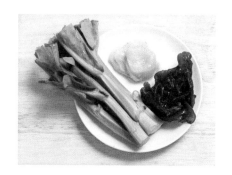

【所需食材】扇贝20g（约1个中等大小的扇贝）、芥蓝35g、水发木

耳25g，淀粉1小勺，盐、柠檬汁各少许。

【食材挑选】

扇贝：鲜活，肉质光滑富有弹性。

芥蓝：带花苞、实心，茎表皮较薄，色泽嫩绿，无虫害。

木耳：色泽黑色，厚实均匀。

【制作过程】

（1）扇贝去壳，取肉洗净，切小丁加柠檬汁、淀粉腌制10分钟后，放在沸水锅中焯烫备用。

温馨提示：柠檬汁可去腥提鲜，使用淀粉时要拌匀，变色即捞。

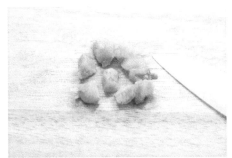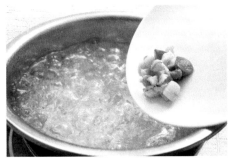

（2）芥蓝和木耳洗净，切成小片，与扇贝丁放置一起备用。

温馨提示：急火快炒，减少维生素的损失。

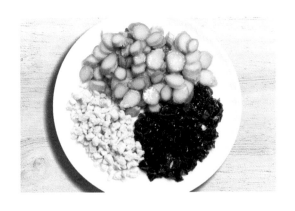

（3）锅上火加入适量油，放入芥蓝木耳翻炒成熟后，加入扇贝、盐炒匀即可。

温馨提示： 缩短炒制时间，减少有害物质生成。

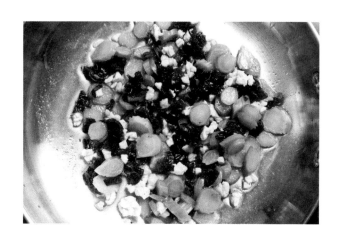

猪肉白萝卜水饺

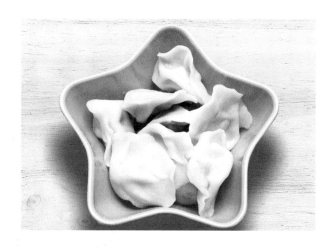

【适合年龄段】2~3岁。

【营养点评】猪肉营养丰富，能供给宝宝所需的蛋白质、铁、锌等营养素，对宝宝脑功能的发育和免疫系统发育有很重要的意义；白萝卜中的维生素C和钙，不仅可以促进铁的吸收和利用，还有助宝宝骨骼和牙齿的生长发育。这一餐中面粉的加入带来了丰富的碳水化合物，让宝宝体力更充沛。

【所需食材】猪肉馅15g、白萝卜25g、面粉25g，酱油1ml，香油、葱姜水适量。

【食材挑选】

猪肉馅：色泽红润，富有弹性。

白萝卜：白色，根部为绿色，外表干净无泥，无病虫害，外形齐整且水分含量较高。

【制作过程】

（1）按照面粉和水1∶0.6的比例在面粉中加入凉水搅拌均匀，然后揉成面团，用湿布盖上进行饧面20~30分钟。

温馨提示：分次加水，边倒边和，充分揉匀，盖布饧面。

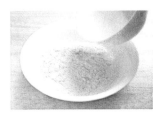 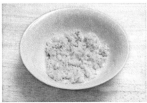 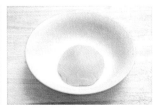

（2）白萝卜去皮、洗净，切成末与猪肉馅放置一起备用。

（3）肉馅中加少许香油、葱姜水、酱油顺一个方向搅拌（使用搅拌机更便于上劲），肉馅上劲后再与白萝卜一起搅拌均匀备用。

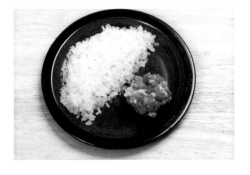

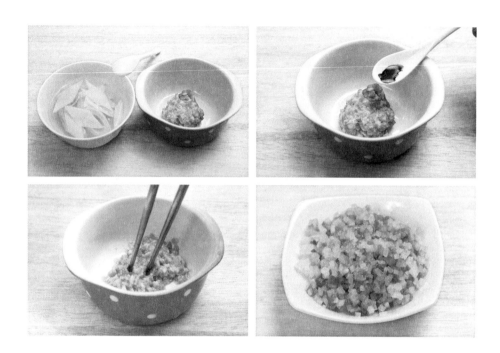

（4）将饧发好的面团，搓成长条，切成剂子，擀成圆形坯皮，将适量馅放到饺子皮中间，对折成半月形，将饺子皮边捏紧，制作成饺子的形状备用。

温馨提示： 饺子捏平摺，便于宝宝消化。

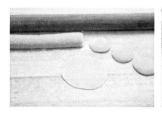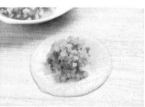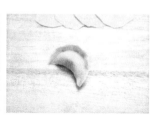

（5）锅中放入水，烧开后把饺子逐个放入后煮熟捞出即可。为防止不熟现象，煮饺子时可以点3次水。

温馨提示： 水开放入，轻轻推动，分次点水，盖盖煮皮，掀盖煮馅。

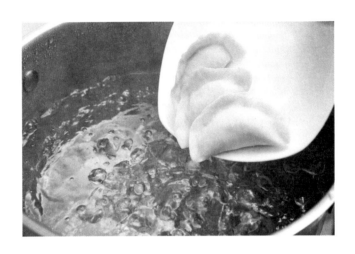

2. 3~5 岁儿童一日食谱举例

3~5岁儿童一日食谱1

餐次	食物
早　　餐	红豆粥42g（大米35g、红豆7g） 香菇荷兰豆炒鸡蛋100g（鸡蛋50g、香菇20g、荷兰豆30g）
上午加餐	樱桃150g，牛奶200~250g
午　　餐	二米饭45g（大米35g、小米10g） 白菜豆腐余鱼丸80g（鳕鱼肉20g、白菜40g、豆腐20g） 烧平菇80g（平菇80g）
加　　餐	酸奶200~250g
晚　　餐	米饭35g（大米35g） 排骨炖豆角70g（排骨35g、豆角35g） 素炒双花60g（菜花30g、西蓝花30g）

餐点制作

红豆粥

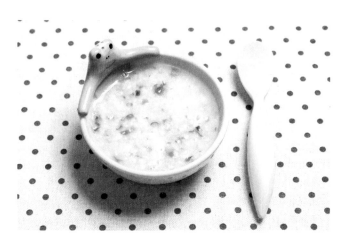

【适合年龄段】3~5岁。

【营养点评】红豆富含B族维生素、膳食纤维和多种矿物质，可以增进食欲，帮助消化。和大米一起煮粥，可达到蛋白质互补的作用，从而有效提高了蛋白质的利用率，营养更全面，为儿童生命活动提供动力。

【所需食材】大米35g、红豆7g。

【食材挑选】

大米：呈精白色或淡青色，有光泽，半透明状，其腹白颜色呈乳白色。

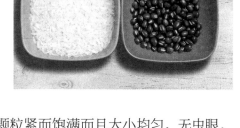

红豆：表面偏赤色，是一些比较暗的红色或者是发紫的红色，颗粒紧而饱满而且大小均匀，无虫眼，无碎豆，外皮无皱纹。

【制作过程】红豆放在容器中浸泡4个小时左右后与米一起洗净，放在电饭锅中加8倍水，大火烧开后，转小火熬制浓稠即可。

温馨提示： 红豆也可用电压力锅煮至开花加入煮好的大米粥中，以缩短煮
制时间，减少营养素的流失。

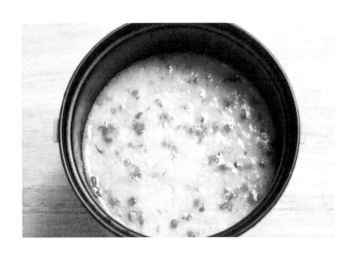

香菇荷兰豆炒鸡蛋

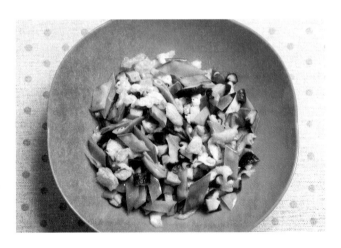

【适合年龄段】3~5岁。

【营养点评】这道菜将鸡蛋、香菇、荷兰豆搭配在一起，味道鲜美且
含有丰富的钙、蛋白质、锌、维生素等营养素，有助于儿童肌肉组织生长
和脑部发育，还能促进骨骼生长。

【所需食材】鸡蛋50g、香菇20g、荷兰豆30g，盐0.2g，葱、食用油少许。

【食材挑选】

鸡蛋：蛋壳粗糙，摇动时没有声音，大小均匀。

干香菇：菌盖厚实，齐整，盖面平滑，质干不碎。

荷兰豆：嫩绿色，豆粒扁，豆筋细且凸出。

【制作过程】

（1）葱切末，鸡蛋磕入碗中，搅拌均匀，锅上火，油烧热，放入鸡蛋翻炒成熟。

温馨提示： 在蛋液中加点清水，可使炒制出的鸡蛋更嫩滑。

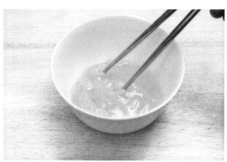 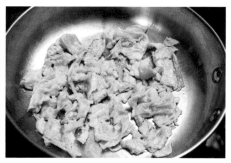

（2）干香菇用水泡发好后，去根洗净，切成丁（大小均匀，便于成熟），荷兰豆洗净，剔去两端的筋后，切成丁与炒好的鸡蛋放在一起备用。

（3）不粘锅上火烧热，放入油，加入葱花煸出香味后，放入切好的香菇、荷兰豆，加盐调味后放入鸡蛋翻炒均匀即可。

温馨提示： 热锅凉油，旺火快炒，最大限度保留营养素。

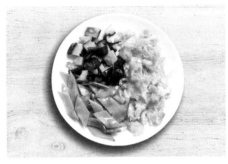
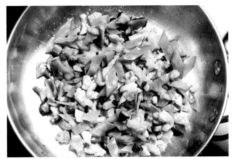

白菜豆腐汆鱼丸

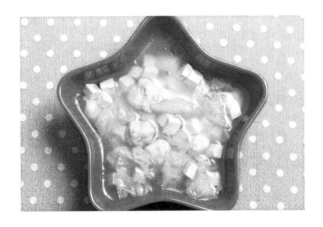

【适合年龄段】3~5岁。

【营养点评】鳕鱼肉质滑嫩，味道鲜美，刺少安全，适合儿童食用；加之鳕鱼含有丰富的蛋白质，有助于豆腐中钙质的吸收，搭配白菜一起食用，不但能够促进儿童体格生长发育，而且白菜中的维生素C还可以提高儿童对疾病的抵抗力，让身体更强健。

【所需食材】鳕鱼肉20g、白菜40g、豆腐20g，盐0.2g、葱姜、料酒、淀粉、香油各少许。

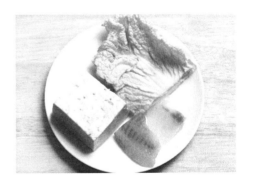

【食材挑选】

鳕鱼：椭圆形切片，肉质密实有弹性，银鳕鱼为白色。

白菜：新鲜干净，无腐烂，无虫害。

豆腐：有豆香味，颜色淡黄，细腻柔软、有弹性。

【制作过程】

（1）葱姜切碎（5g），加5倍水制成葱姜水，浸泡10分钟即可。

温馨提示： 葱和姜是辛辣刺激的调料，会刺激儿童的味觉，所以把葱姜制作成葱姜水，这样既可以去除肉的腥味，又能起到保护味觉的作用。

（2）鳕鱼肉去皮，剁成泥（也可用搅拌机），加入葱姜水、淀粉（最好再加入点蛋清）顺一个方向搅拌上劲备用。

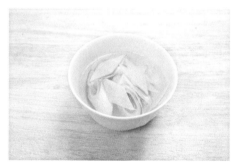
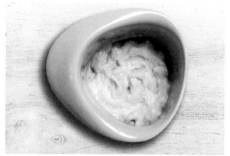

（3）锅中放水，右手攥住搅拌好的鱼肉泥，从拇指与食指间挤出丸子，温水下锅，鱼丸浮起即捞。

温馨提示： 汆鱼丸时要温水下锅，鱼丸从锅中漂浮起来后马上捞出，肉质会更鲜嫩，营养成分不易流失。

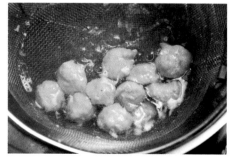

（4）白菜取叶部切成小片，豆腐切成小丁与余好的鱼丸放置一起备用。

（5）汤锅中加盐调味后放入豆腐，大火烧开再加入白菜和鱼丸，煮熟即可。

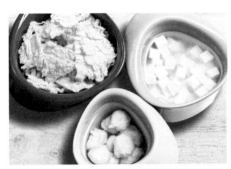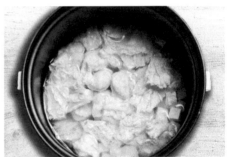

烧平菇

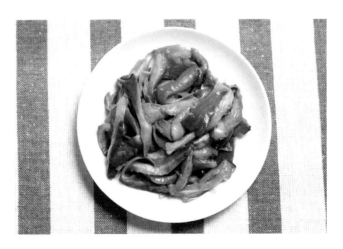

【适合年龄段】3~5岁。

【营养点评】平菇富含各种氨基酸，以及丰富的钙、磷、钾等物质，而且脂肪较少，可以提高身体免疫力，增强儿童对疾病的抵抗力。

【所需食材】平菇80g，酱油、食用油各少许。

【食材挑选】

平菇：鲜嫩、爽滑，菌盖
完整、纤维细腻，干净无裂痕。

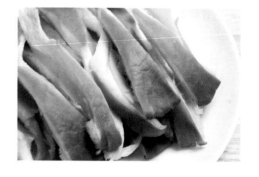

【制作过程】

（1）平菇清洗后撕成小片。

温馨提示：如果儿童食用不方
　　　　　便，可以考虑将平菇
　　　　　片在焯水之后切成小块，切断平菇中的长纤维，便于咀嚼。

（2）把备好的平菇放入沸水锅中焯30秒~1分钟、取出控干备用。

温馨提示：水开下锅，水量要大，时间要短。

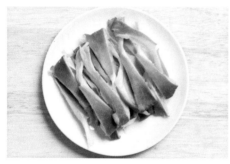 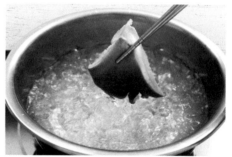

（3）锅烧热倒油，倒入控干水的平菇翻炒，加入酱油和少量水，小火
烧制5~8分钟即可。

温馨提示：热锅凉油，旺火
　　　　　快炒，有利于营
　　　　　养素保留。

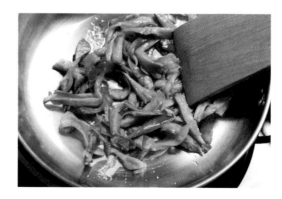

排骨炖豆角

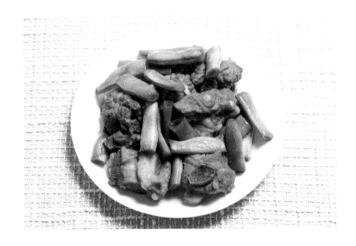

【适合年龄段】3~5岁。

【营养点评】排骨中锌含量较高，对促进儿童生长发育十分重要，有助增强食欲，搭配豆角中富含的钙和B族维生素，有助于儿童骨骼发育，增强抵抗力，维持新陈代谢正常进行。

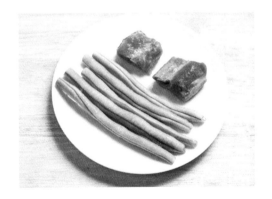

【所需食材】排骨35g、豆角35g，酱油、料酒、葱、姜、食用油各少许。

【食材挑选】

排骨：呈粉红色，摸起来有弹性且不粘手，无异味。

豆角：外表没有斑点，豆荚肉质较厚实，无病虫害，外形齐整。

【制作过程】

（1）猪小排洗净，剁成小块焯水备用；豆角洗净，剔去两端的筋后，掰成小段备用。

温馨提示：肉类凉水下锅，在水慢慢加热过程中肉质纤维慢慢收缩有利于充分排干净血水。

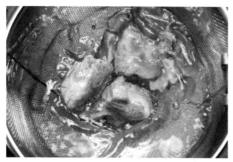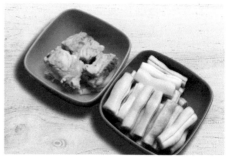

（2）锅上火，烧热油，放入葱、姜炒香，再放入肉翻炒，加酱油炒匀上色后加入适量的水，然后盖上锅盖，大火烧开，转中小火加入豆角炖熟即可。也可以使用电压力锅，省时、方便。

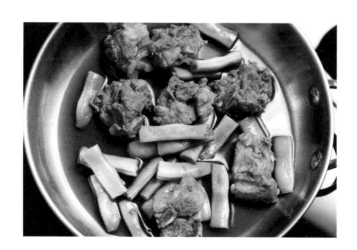

素炒双花

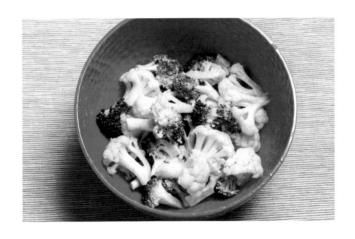

【适合年龄段】3~5岁。

【营养点评】西蓝花和菜花都含有丰富的维生素A、B族维生素及胡萝卜素等多种营养成分，尤以维生素C含量最为丰富，有助增强机体抵抗力，让儿童远离疾病。

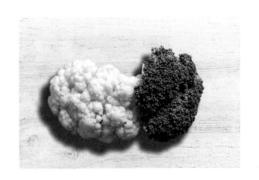

【所需食材】菜花30g、西蓝花30g，盐0.2g、食用油少许。

【食材选用】

西蓝花：色泽青绿，花蕾饱满。

菜花：叶子翠绿，花球乳白且果实紧密、无腐烂。

【制作过程】

（1）菜花与西蓝花去掉根部洗净，掰成小朵分别放入沸水锅中焯烫，捞出沥水备用。

温馨提示：可将西蓝花与菜花在淘米水中清洗，快速取出，减少营养素流失。

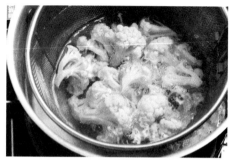
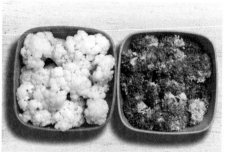

（2）不粘锅加入油烧热，放入菜花、西蓝花翻炒成熟后，加入盐调味即可。

温馨提示： 旺火快炒，减少营养素流失。

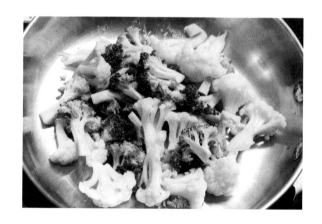

3~5岁儿童一日食谱2

餐次	食物
早　　餐	基围虾油菜口蘑汤面条 140g（挂面35g，基围虾20g，油菜45g，口蘑40g）
上午加餐	牛奶200~250g
午　　餐	米饭45g（大米45g） 珍珠糯米丸子45g（猪肉馅35g、糯米10g） 油菜心炒豆皮120g（油菜心85g、豆腐皮35g）
下午加餐	水蜜桃150g，酸奶200~250g

续表

餐次	食物
晚餐	馒头35g（面粉35g） 香菇炒莴笋80g（干香菇30g、莴笋50g） 紫菜蛋花汤55g（鸡蛋50g、紫菜5g）

基围虾油菜口蘑汤面条

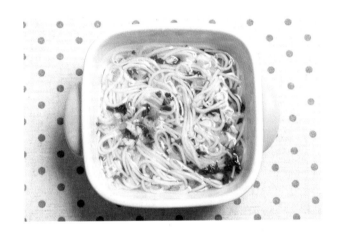

【适合年龄段】3~5岁。

【营养点评】现阶段属于儿童的大脑发育的黄金阶段，需要多种的营养来支持身体各方面发育。虾富含蛋白质和钙，能够促进骨骼发育，对现阶段儿童脑神经发育也非常有益；搭配油菜和面条食用，其中所含的维生素A和碳水化合物有助于视神经的发育、为生命活动提供能量。

【所需食材】挂面35g，基围虾20g，油菜45g，口蘑40g，盐0.2g，香油少许。

【食材挑选】

基围虾：鲜活，身体透亮、虾壳光亮，肉有弹性。

油菜：外形齐整，颜色翠绿。

口蘑：表面光滑，边缘肉厚，形状完整，色泽洁白。

【制作过程】

（1）油菜择洗干净，放在沸水锅中焯烫，沥干水分，切成末备用。

温馨提示：缩短油菜焯水时间，减少水溶性维生素流失。

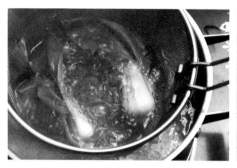 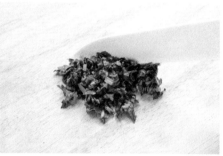

（2）口蘑洗净，放在沸水锅中焯烫（火要大，水要多），切成末备用。

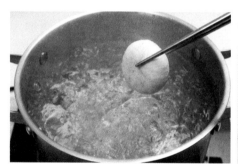 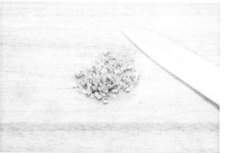

（3）基围虾去皮，去虾线洗净，放在沸水锅中焯烫至肉色变白即可捞出，控干水分切末备用。

温馨提示：水开下锅，水量要大，时间要短，变色即捞，保留营养。

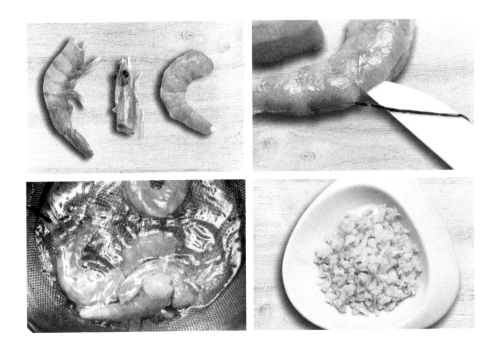

（4）不锈钢煮锅中加水上火烧开，把挂面放入煮至8成熟后，再加入油菜末、口蘑末和虾肉末煮熟（随时搅动，防止糊锅）。

（5）将煮好的汤面条盛入碗中滴入香油、盐搅拌均匀即可。

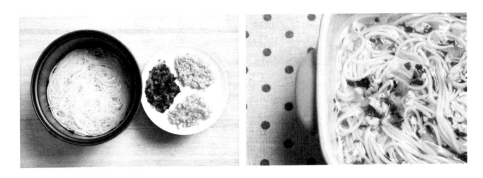

珍珠糯米丸子

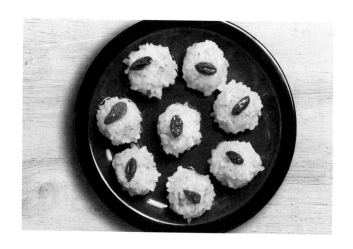

【适合年龄段】3~5岁。

【营养点评】珍珠丸子，用枸杞作点缀相信儿童会喜欢。肥瘦相间的五花肉富含蛋白质，有助于宝宝体格生长，增强免疫力；加上糯米中丰富的碳水化合物和维生素B_1，给宝宝提供充足能量，让宝宝更健康的成长。

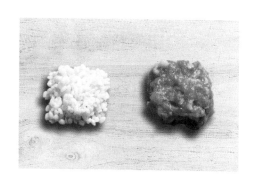

【所需食材】猪肉馅35g、糯米10g，盐0.2g，料酒、淀粉、葱姜、食用油各少许。

【食材挑选】

猪肉馅：新鲜，肥三瘦七为好。

糯米：呈精白色，有光泽，其腹白颜色呈乳白色。

【制作过程】

（1）先把糯米放入碗中，加入5倍清水浸泡2~3小时。

（2）葱姜切碎（5g），加5倍水制成葱姜水，浸泡10分钟即可。

温馨提示： 葱和姜是辛辣刺激的调料，会刺激儿童的味觉，所以把葱姜制
作成葱姜水，这样既可以去除肉的腥味，又能起到保护味觉的
作用。

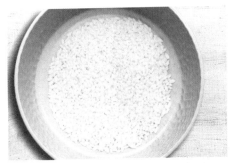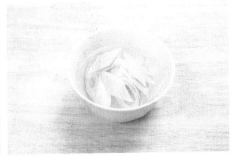

（3）猪肉馅放置碗中加葱姜水、料酒、盐后向一个方向打上劲备用
（用搅拌机搅打上劲更好）。

（4）把打好的肉馅挤成小丸子，放入浸泡好的糯米碗中，滚上糯米。

温馨提示： 肉丸大小要均匀，糯米不要滚太厚，这样便于蒸熟。

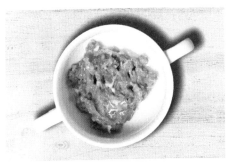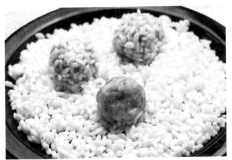

（5）盘中涂抹少许食用油，把滚上糯米的丸子放置在盘中，每颗丸子
上放一颗枸杞，将盘子放入蒸锅，开锅后蒸制20分钟，出锅即可。

温馨提示： 盘子抹油可防止粘连，大火快蒸，防止漏气。

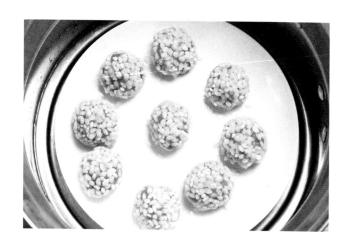

油菜心炒豆皮

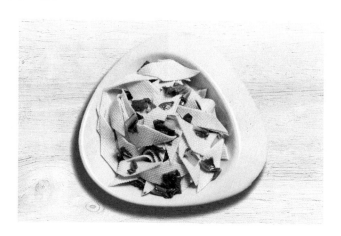

【适合年龄段】3~5岁。

【营养点评】豆腐皮富含优质蛋白质，有助于增强人体的免疫力，豆腐皮所含的卵磷脂及钙、铁等营养素，与油菜心搭配制作，可促进儿童骨骼发育，增强食欲，提高免疫力，对儿童身体发育很重要。

【所需食材】油菜心85g、豆腐皮35g，盐0.2g、食用油少许。

【食材挑选】

油菜心：外形齐整，颜色翠绿。

豆皮：颜色淡黄，有一定韧性。

【制作过程】

（1）油菜心择洗干净，取嫩叶部位与洗净的豆腐皮切成小片备用（切配大小要均匀，便于成熟）。

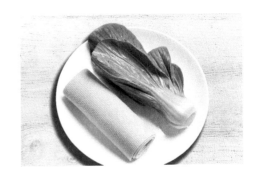

（2）不粘锅上火倒入油烧热，放入油菜心、豆腐皮翻炒成熟后，加入盐调味即可。

温馨提示： 缩短炒制时间，减少营养素流失。

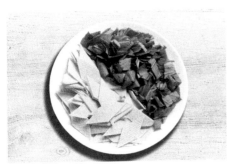
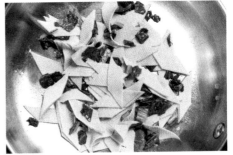

香菇炒莴笋

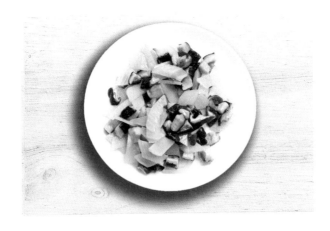

【适合年龄段】3~5岁。

【营养点评】香菇味道鲜美，具有低脂肪、高蛋白，富含多种维生素、多种氨基酸的特点；莴笋口感脆爽，纤维素含量较为丰富，两者搭配一起食用，不仅可以提高儿童的免疫力，助消化，防止便秘，还能促进儿童体内钙质的吸收，对身体发育很有帮助。

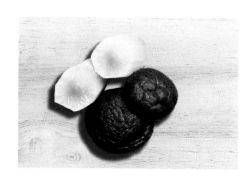

【所需食材】干香菇30g（用鲜香菇更好）、莴笋50g，食用油、盐少许。

【食材挑选】

干香菇：菌盖厚实，齐整，盖面平滑，质干不碎。

莴笋：茎粗大、肉质细嫩、多汁新鲜、无枯叶、无空心、中下部稍粗或成棒状、叶片不弯曲、无黄叶、不发蔫。

【制作过程】

（1）莴笋洗净，去皮，切成小片，干香菇泡发后洗净去根，切成小丁与切好的莴笋放置一起备用（切配大小要均匀，便于成熟）。

（2）锅上火，油烧热，放入莴笋、鲜香菇翻炒成熟后，加入盐调味即可。

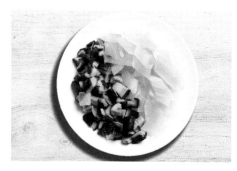
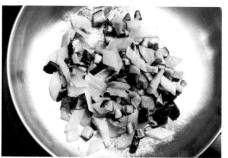

紫菜蛋花汤

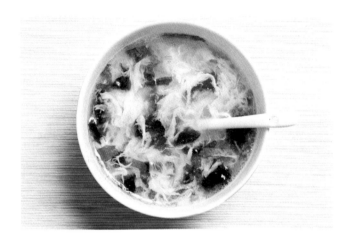

【适合年龄段】3~5岁。

【营养点评】鸡蛋中含有丰富的营养素，能够维持新陈代谢正常进行，经常食用有助于儿童神经和免疫系统的发育；紫菜富含碘、钙、铁以及胆碱，能增强记忆力，促进骨骼生长。将紫菜和鸡蛋做成汤，清淡可口，味道鲜美，营养更丰富。

【所需食材】

食材：鸡蛋50g、紫菜（泡发）5g，盐、香菜、香油少许。

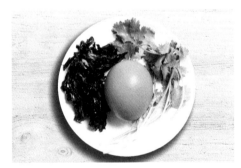

【食材挑选】

鸡蛋：蛋壳粗糙，摇动时没有声音，大小均匀。

紫菜：颜色紫红，薄厚均匀，外观整齐。

【制作过程】

（1）鸡蛋打入碗中，搅拌均匀；

（2）锅上火，加水烧开后，倒入鸡蛋液煮熟后，放入紫菜、香菜，滴

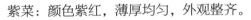

入香油调味即可。可选择加入少许虾皮代替盐进行调味，增加鲜味，增强食欲。

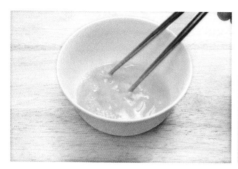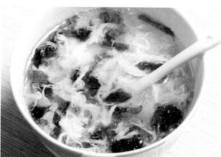